Die 5-Minuten-Kosmetik

Jean Pütz · Christine Niklas

Die 5-Minuten-Kosmetik

Neue Rezepte für sanfte Cremes

vgs

CIP-Titelaufnahme der Deutschen Bibliothek

Hobbythek – Köln: vgs.
Früher u.d.T.: Das Hobbythek-Buch

Pütz, Jean: [Die Fünf-Minuten-Kosmetik]. – 1990

Pütz, Jean:
[Die Fünf-Minuten-Kosmetik]
Die 5-Minuten-Kosmetik: neue Rezepte für sanfte Cremes/
Jean Pütz; Christine Niklas. – Köln: vgs, 1990
(Hobbythek)
ISBN 3-8025-6165-1
NE: Niklas Christine:

Bildquellen

Historia-Photo, Hamburg: S. 15, Abb. 8
Nattermann Phospholipid GmbH, Köln: S. 66, Abb. 51
Dr. G.-J. Tuschewitzki, Hygiene-Institut, Bonn: S. 13, Abb. 5 und Abb. 6
aus: Sonderdruck aus „Das Bergbau-Handbuch", Verlag Glückauf, Essen,
mit freundlicher Genehmigung der Barbara Rohstoffbetriebe GmbH,
Laubach: S. 10, Abb. 2
alle übrigen Fotos: Cornelis Gollhardt/Stephan Wieland, Köln

Titelbild: IfA-Bilderteam, München

Grafiken:

Atelier Kremin, Bergisch-Gladbach: S. 17, Abb. 10; S. 18, Abb. 12
Atelier Urensin, Köln: S. 17, Abb. 11; S. 43, Abb. 32
alle übrigen Grafiken: Designbureau J. Kremer/G. Mahler, Köln

1. Auflage 1990

Umschlaggestaltung: Fred Papen, Köln
Redaktion: Martina Weihe-Reckewitz
Produktion: Wolfgang Arntz
Gesamtherstellung: Universitätsdruckerei H. Stürtz AG, Würzburg
Printed in Germany
ISBN 3-8025-6165-1

Inhaltsverzeichnis

Liebe Leser!

Fünf Minuten genügen von nun an, wenn Sie Ihre Hautcremes selbst herstellen wollen. Dies ist sicher ein Meilenstein auf dem Weg der Kosmetik zum Selbermachen. Gleichzeitig haben wir die Methoden zur Cremeherstellung so vereinfacht, daß jetzt noch mehr Menschen bereit sein werden, es einmal mit dem Selbstanrühren zu versuchen. Während früher der Aufwand zur Herstellung einer Creme mit der Zubereitung einer kleinen Mahlzeit vergleichbar war, ist es uns jetzt gelungen, diesen so weit zu reduzieren, daß man ihn vielleicht mit dem Mixen eines Cocktails gleichsetzen könnte. Auch die Qualität unserer Cremes haben wir erheblich steigern können. Sie stehen in nichts den sündhaft teuren Spitzenprodukten bekannter Top-Firmen nach, sind gleichermaßen wirksam und dabei viel preiswerter.

Dies alles waren Gründe, uns nochmals an die Arbeit zu machen und ein weiteres Buch zu schreiben, das sich diesmal ganz gezielt ausschließlich mit Cremes befaßt. Wir haben es bewußt relativ knapp gehalten, weil wir aus Erfahrungen mit den beiden Hobbythek-Büchern „Cremes und sanfte Seifen“ und „Schminken, pflegen, schönes Haar“ gelernt haben. Diese sind zwar sehr ausführlich und beinhalten ein großes Repertoire an allgemein gehaltenen Rezepten, das viel individuelle Gestaltungsfreiheit läßt, aber manch einer fühlte sich durch die „Qual der Wahl“ überfordert.

Das ist in diesem neuen Buch ganz anders. Damit Sie nicht ständig hin und her blättern müssen, haben wir die Wahlmöglichkeiten innerhalb der einzelnen Rezepte erheblich reduziert und vor allem jedes Rezept in sich schlüssig dargestellt. Jetzt können Sie wirklich damit arbeiten wie mit einem guten, detaillierten Kochbuch. Diese Methode bringt zwar gelegentlich Wiederholungen mit sich, aber das Prinzip der Einfachheit war uns dieses Zugeständnis wert. Gleichzeitig haben wir die Anzahl der einzelnen, zur Realisierung der Rezepte in Frage kommenden Substanzen erheblich reduziert, so daß Ihr Vorratsschrank bzw. Kühlschrank nicht mehr überquellen muß.

Ganz auf Erklärungen von Hintergründen wollten wir nun aber doch nicht verzichten, denn zur Philosophie der Hobbythek zählt ja stets, nicht nur das *Wie* zu zeigen, sondern sich auch mit dem *Warum* zu beschäftigen.

Wenn Sie allerdings wollen, dann können Sie in diesem Buch auch ohne theoretischen Ballast sofort mit der praktischen Umsetzung beginnen. Schlagen Sie dazu nur die entsprechenden Seiten des Rezeptteils auf. Sie finden dort stets das Notwendigste, ohne Gefahr zu laufen, gravierende Fehler zu machen. Trotz allem bin ich sicher, daß Sie irgendwann von selbst auf Hintergrundfragen stoßen, so daß Sie froh sind, daß auch dies im Buch anzutreffen ist.

Denjenigen, die bereits die beiden Bücher „Cremes und sanfte Seifen“ und „Schminken, pflegen, schönes Haar“ besitzen, wird manches vielleicht bekannt vorkommen, aber bedenken Sie: Auch die neu zur Gilde der Hobbythekler zustoßenden Menschen brauchen die notwendigen Basisinformationen. Sie sind jedoch in diesem Buch wesentlich knapper gehalten, so daß beide genannten Bücher ihren Informationswert voll behalten. Immerhin haben wir diese in über 20 Auflagen immer wieder mit unseren neuesten Kenntnissen gespickt. Sollten Ihnen die hier gegebenen Erklärungen zu wenig Information bieten, dann empfehlen wir in jedem Fall, auf die Vorgänger dieses Buches zurückzugreifen, auch deshalb, weil dort noch viele andere Themen rund um die ganze Palette der Kosmetikartikel enthalten sind, z. B. Waschen mit sanften Seifen, Schminken und Pflegen bis hin zur Haarpflege.

Wer die Hobbythek-Kosmetik kennt, der weiß, daß wir zur Realisierung unserer Rezepte grundsätzlich nur Substanzen verwenden, die sanfteste Hautpflege garantieren. Eine große Rolle, und das ist das Besondere an diesem Buch, spielen dabei als Wirksubstanzen die Vitamine, genauer gesagt, das Vitamin-A-Palmitat, das Vitamin-E-Acetat und das D-Panthenol. Damit reagieren wir auf die vielen Nachrichten aus der Umweltfront. Nach wissenschaftlichen Erkenntnissen sind diese Vitamine nämlich in der Lage, die durch Umwelteinflüsse immer stärker strapazierte Haut sicher zu schützen. Wie wir ausführlich erklären, sind sie sogenannte Radikalfänger, d. h. sie fangen durch UV-Strahlen oder chemische Einflüsse kurzfristig gefährlich angeregte Sauerstoffatome ein, bevor sie in und auf der Haut Schaden anrichten. Radikale sind von wissenschaftlichen Forschern als Übeltäter ausgemacht worden, die unter anderem bei der Entstehung von Krebs eine Rolle spielen. Aber sie können auch frühzeitige Hautalterung verursachen. Cremes, deren Inhaltsstoffe davor schützen sollen, sind normalerweise sündhaft teuer, und ich denke, daß das allein schon genügend Motivation bietet, sich der geringen Mühe des Selbstherstellens zu unterziehen.

Ich wünsche Ihnen dazu viel Erfolg.

Ihr

Jean Pütz

Wissenswertes zum Start

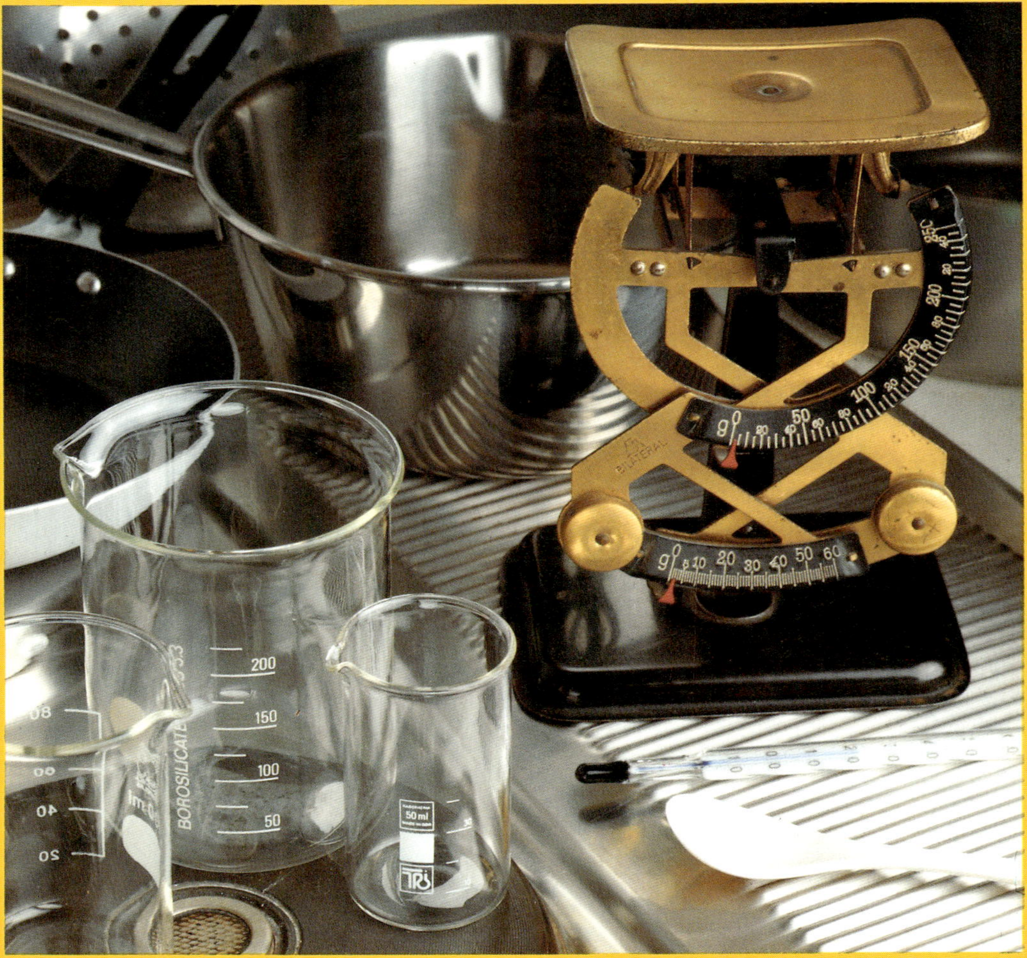

Kosmetik zum Selbermachen – warum?

Seit es der Hobbythek 1986 erstmals gelungen ist, in Deutschland die Kosmetik zum Selbermachen auf breiter Front hoffähig zu machen, haben wir konsequent sowohl die Methoden als auch die Auswahl der Rohstoffe weiterentwickelt. Mittlerweile sind wir in der Lage, eine große Palette von Kosmetikprodukten zu präsentieren, die denen der Kosmetikkonzerne in nichts nachsteht. Im Gegenteil: Selbst hergestellt, bringen sie Vorteile, die nicht nur unzählige Menschen durch ihre Qualität überzeugt haben, sondern die auch dazu beitragen, den Geldbeutel erheblich zu schonen – und das, obwohl wir Ihnen genau dieselben Inhaltsstoffe anbieten können, mit denen die Kosmetikindustrie ihre teilweise utopischen Preise rechtfertigt.

Ein weiterer großer Unterschied zu den Fertigprodukten ist die unserer Ansicht nach völlig unnötige starke Konservierung. Für den Handel ist es natürlich ein großer Vorteil, wenn zum Beispiel eine Creme 2–3 Jahre ihre Verkaufsfähigkeit behält. Aber ob es der Haut guttut? Viele Inhaltsstoffe, die eingesetzt werden, dienen jedenfalls nicht der Gesundheit der Haut, sondern ausschließlich der Haltbarkeit und Stabilität der Cremes. So ist es kein Wunder, daß selbst eine simple Hautcreme nicht selten aus 15 und mehr unterschiedlichen Substanzen besteht, obwohl wir beweisen werden, daß wesentlich weniger völlig ausreichen. Die Folge dieser umfangreichen Rezepturen ist, daß ein Arzt zum Beispiel im Falle von Unverträglichkeitsreaktionen kaum die eigentliche Ursache herausfinden kann. Um die einzelnen Inhaltsstoffe zu beurteilen, bräuchte er ein dickes kosmetisches Handbuch. Und es ist auch kein Wunder, daß sich die Deklaration der Inhaltssubstanzen auf der Verpackung in Europa immer noch nicht durchgesetzt hat, denn der Verbraucher kann mit diesem „Fachchinesisch" noch weniger anfangen als ein Arzt.

Solche Probleme haben Sie nicht, wenn Sie sich Ihre Kosmetik nach den Rezepten der Hobbythek selbst herstellen. Eins unserer wichtigsten Prinzipien besteht darin, daß wir so wenig Substanzen wie möglich einsetzen. Das ist zwar manchmal mit einer Stabilitätseinbuße verbunden, aber eine selbstgerührte Creme sollte sowieso zum baldigen Verbrauch bestimmt sein. Wollen Sie sich sogar ganz gegen Konservierungsstoffe entscheiden, was bei unseren Rezepten ja jederzeit möglich ist, dann ist die Haltbarkeit auf 8 Tage beschränkt. Aber selbstverständlich bieten wir Ihnen vertretbare Konservierungsmethoden und -stoffe an. Wir wissen auch, daß es wesentlich bequemer ist, nur alle 3–4 Wochen seine Creme herzustellen. Ein Tip dazu: Wir haben festgestellt, daß es durchaus möglich ist, eine größere Menge Creme zuzubereiten und sie in kleinen Töpfchen portionsweise einzufrieren. Bei Bedarf kann eine solche Portion dann bei Zimmertemperatur aufgetaut werden.

Aber wie gesagt, es steht Ihnen frei, auch Konservierungsstoffe einzusetzen. Allerdings sollten Sie bei Allergieanfälligkeit in jedem Fall einen Verträglichkeitstest durch Ihren Hautarzt oder auch in unserem auf *Seite 27* beschriebenen Eigentest durchführen.

Wir geben der Natur den Vorrang

Ein weiteres Prinzip, dem wir von der Hobbythek uns unterworfen haben, besteht darin, daß wir absolute Priorität auf die Verwendung von natürlichen Substanzen setzen. Trotzdem sind wir keine Ideologen wider besseres Wissen, die jedes Naturprodukt kritiklos hinnehmen. Wir haben jeden Stoff auf Herz und Nieren geprüft – auch auf mögliche Nebenbestandteile wie Schwermetalle, Pestizide usw. Erst dann haben wir uns jeweils dafür oder dagegen entschieden. Bei einigen Substanzen schien uns eine positive Entscheidung erst statthaft, nachdem wir den Lieferanten zur Auflage gemacht hatten, stets einen ausführlichen Analysenachweis zu führen. Als Beispiele seien hier natürliches Bienenwachs sowie ätherische Öle angeführt. Beide Substanzen können leicht mit Pestiziden verunreinigt werden, denn wenn die Nutzpflanzen im Herkunftsland einem intensiven chemischen Pflanzenschutz ausgesetzt sind, ist es kaum auszuschließen, daß die Pestizide sich nachher auch in den Endprodukten befinden.

Manchmal fällt die Entscheidung auch gegen die Natur aus, zum Beispiel gegen natürliche Erdfarben, die unter anderem in Schminken, Cremes und Puder eingesetzt werden können, eine solche natürliche Schminkfarbe ist z.B. Ägyptische Erde. Auf diese Puderfarben haben wir vor allen Dingen wegen der Gefahr der Schwermetallbelastung verzichtet. Das Eisenoxid, aus dem diese Farben bestehen, wird zwar als Erdmineral an vielen Stellen der Erde

gefunden, man nennt es dann Eisenerz, aber es ist in seinem natürlichen Vorkommen in der Regel mit Schwefel, Mangan, Phosphor und vor allem mit Schwermetallresten versetzt. Deshalb ist es besser, aus dem Eisenerz zunächst chemisch reines Eisen zu gewinnen, das dann von der chemischen Industrie gezielt verbrannt wird (Verbrennen heißt hier nichts anderes, als daß eine Verbindung mit Sauerstoff hergestellt wird), wodurch Eisenoxid in reiner Form entsteht, das sich vom natürlichen Eisenerz in nichts unterscheidet, jedoch keine Verunreinigungen mehr aufweist. Hinzu kommt, daß Eisen sich in unterschiedlicher Weise mit Sauerstoff verbindet, FE_2O_3 beispielsweise ergibt hellere und FE_3O_4 ergibt dunklere Brauntöne bis hin zum Schwarz. Eine chemische Prozeßführung bietet dadurch den Vorteil, daß man ganz gezielt gewünschte Farbtöne gewinnen kann. Übrigens: Solche Eisenoxidfarben sind sogar als Lebensmittelfarben zugelassen, was bei natürlichen Erdfarben niemals der Fall wäre.
Ich erwähne dies alles eigentlich nur, um auch radikale Naturjünger davon zu überzeugen, daß es sich lohnt, von Fall zu Fall zu entscheiden, denn viele natürliche Gifte stehen den künstlichen in nichts nach, sowohl in ihrer kurzfristigen Wirkung (akute Giftigkeit) als auch in der langfristigen (Ablagerung von Substanzen im Gewebe und in den Knochen bis hin zur Krebserregung). Als Beweis hier zwei Beispiele: 1. Das natürliche Botulismusgift. Es entsteht durch Botulismusbakterien (Clostridium Botulinum), die sich in verdorbenem Gemüse, Fleisch oder Fisch vermehren, und kann bereits in winzigen Spuren tödlich wirken.
2. Ähnliches gilt für die sogenannten Aflatoxine, die von bestimmten Schimmelpilzen (Aspergillus flavus) auf Nahrungsmitteln gebildet werden. Bereits 20 millionstel Gramm pro Kilogramm Körpergewicht können tödlich wirken. Aber das ist noch nicht einmal das Problem. Da die Wirkung der Aflatoxine zunächst kaum auffällt, kann eine unglaublich kleine Dosis einen schleichenden Tod zur Folge haben: Aflatoxine sind hoch krebserregend.
Heute weiß man, daß diese Giftstoffe in Erdnüssen vorkommen, aber auch in verdorbenem Fallobst, kurzum in vielen Früchten, die in der Erde wachsen oder in irgendeiner Weise mit ihr in Berührung kommen. Im ökologischen Kreislauf sind die Aflatoxine wichtig, nur für Menschen und für einige Tiere können sie gefährlich werden. Sie bilden sich in der Regel beim Zersetzungsprozeß. Deshalb sollte man faule Stellen an Obst oder Kartoffeln und sonstigen Gemüsen großzügig wegschneiden, denn selbst beim Kochen verlieren die Aflatoxine ihre toxische Wirksamkeit nicht. Auch in Nüssen und Feigen, die ja meist durch Abschütteln geerntet werden, wurden in letzter Zeit diese Gifte gefunden. Auch diese Früchte sind vermutlich durch den Erdkontakt infiziert worden. Vermeiden Sie also in jedem Fall verschimmelte Nüsse aller Art, es lohnt sich durchaus, beim Knakken genau hinzuschauen. Aber selbstverständlich haben auch die Lebensmittelämter in letzter Zeit die Kontrollen erheblich verstärkt und führen beson-

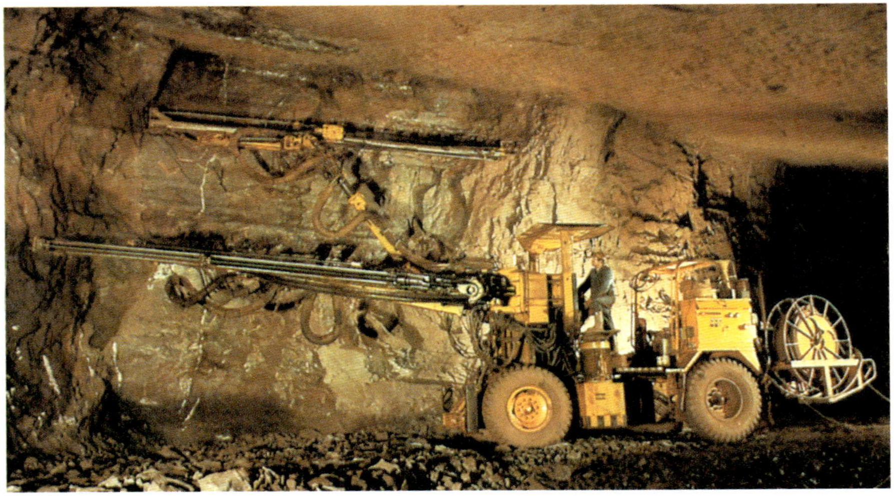

Abb. 2: Erzabbau in einem Eisenerzbergwerk. Da sich an das Eisenerz im Laufe des Ablagerungsprozesses in der Regel Schwermetalle und andere Stoffe angelagert haben, sollte es vor seiner Verarbeitung zu Schminkfarben erst einigen chemischen Prozessen unterzogen werden.

ders bei importiertem Obst wesentlich mehr routinemäßige Proben durch.
Im Prinzip ließe sich die Liste der natürlichen Schadstoffe beliebig fortsetzen, aber ich denke, auch so zeigt sich schon, daß Differenzierung in jedem Fall besser ist als Ideologisierung. Trotzdem geben wir, immer wenn es zu vertreten ist, Naturstoffen den Vorrang. Dadurch unterscheiden sich unsere Produkte von vielen Fertigprodukten der Industrie.

Fünf Minuten genügen

Wie Sie schon im Vorwort lesen konnten, widmen wir dieses Buch der „Einfachheit". Wir haben daher all die Rezepte aus unserem Kosmetikrepertoire berücksichtigt, die ohne viel Aufwand und mit einfachsten Mitteln zu Hause verwirklicht werden können. Darüber hinaus entwickelten wir neue Methoden, die das Anrühren zum Kinderspiel machen. Jeder, der in der Lage ist, einen Pudding oder eine Suppe zuzubereiten, der dürfte ab sofort auch mit dem Selbstanrühren seiner Kosmetik keine Probleme mehr haben.
Einige Rezepte sind altbewährt. Sie finden sie bereits in unseren Klassikern, den Hobbythek-Büchern „Cremes und sanfte Seifen" sowie „Schminken, pflegen, schönes Haar". Wir haben sie mit neuen Erkenntnissen und Substanzen gespickt und somit aktualisiert.
Für jeden Anwendungszweck finden Sie mehrere Rezepte zur Auswahl – dies war implizit zwar auch in den bisherigen Hobbythek-Büchern der Fall, aber aus Ihren Zuschriften und durch eine spezielle Kundenbefragung erfuhren wir, daß viele durch die etwas abstrakten Darstellungen und die vielen Wahlmöglichkeiten innerhalb der Rezepte eher verwirrt wurden. Wir haben daraus gelernt und die Rezepte entsprechend konkretisiert.
Selbstverständlich finden Sie hier auch völlig neue Rezepte, die durch Hinzunahme neuer Substanzen möglich wurden. Damit dieses Buch übersichtlich bleibt, haben wir auf die sonst übliche ausführliche Beschreibung der verwendeten Substanzen und auf weitergehende wissenschaftliche Hintergrunderklärungen bewußt verzichtet. Wenn Sie darüber mehr wissen wollen, dann empfehlen wir Ihnen, auf die angesprochenen beiden Hobbythek-Bücher oder auf das „Lexikon der sanften Kosmetik" zurückzugreifen. Etwas umfangreicher schildern wir allerdings die neuen Rohstoffe, die in den bisher erschienenen Büchern noch nicht enthalten sind.
Langer Rede kurzer Sinn: Kommen wir zu unserer „Fünf-Minuten-Kosmetik" und beginnen mit der Beschreibung der wichtigsten Prinzipien.

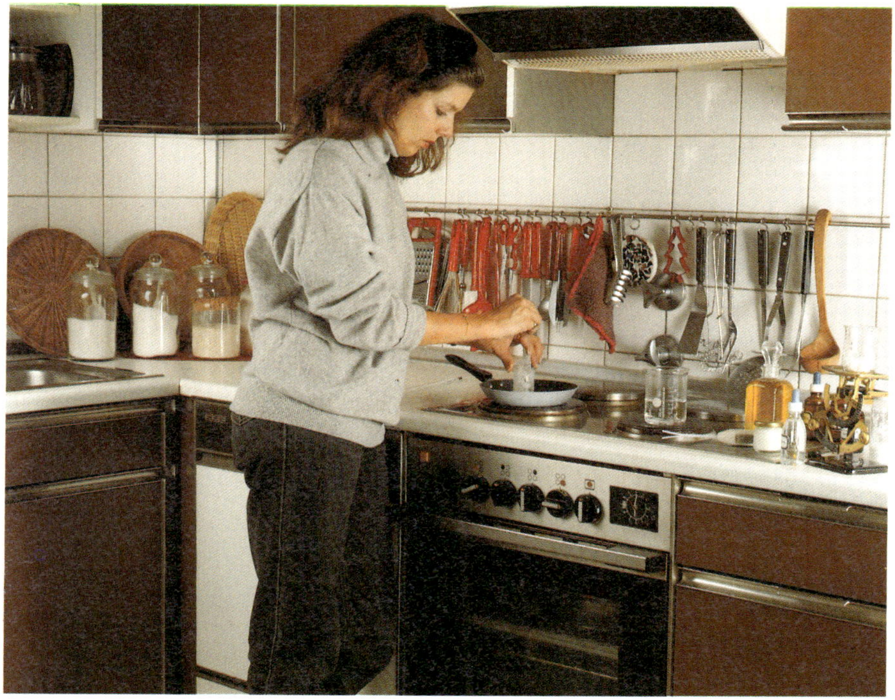

Abb. 3: Unsere „Fünf-Minuten-Kosmetik" läßt sich in jeder Küche mit nur wenigen zusätzlichen Hilfsmitteln schnell und einfach herstellen.

So wird's gemacht

Hilfsmittel im Vorfeld

Sie brauchen für unsere „Fünf-Minuten-Kosmetik" keine aufwendige Ausrüstung, das meiste finden Sie sicherlich bereits in Ihrer Küche vor, wie zum Beispiel: Eierlöffel aus nicht rostendem Stahl und aus Kunststoff, eine kleine Pfanne, etliche kleine Töpfe und eine Herdplatte. Arbeitserleichternd kann ein Mikrowellenherd sein, erforderlich ist er aber nicht.

In den Läden, die die Hobbythekzutaten führen (siehe Bezugsquellenverzeichnis), erhalten Sie äußerst preiswert Bechergläser mit Milliliterskala. Davon empfehlen wir einen Dreiersatz, zum Beispiel 30 ml, 50 ml und 250 ml. Diese Becher bestehen aus feuerfestem Glas und können direkt auf die elektrische Herdplatte gestellt werden. Unbedingt erforderlich ist eine einigermaßen genaue Waage, zum Beispiel eine Briefwaage mit möglichst zwei Meßbereichen, einem Feinmeßbereich bis 50 g und einem groben bis 250 g. Wenn Sie etwas mehr Geld anlegen können, dann empfehlen wir eine elektronische Digitalwaage, die kann sich sowieso im Haushalt sehr nützlich machen.

Das gleiche gilt für ein Thermometer, das im Meßbereich bis 130 °C liegen sollte, allerdings kommen Sie bei den meisten Rezepten durchaus ohne exaktes Messen der Temperatur zurecht. Auch darin unterscheidet sich unsere neue, vereinfachte Methode von der bisherigen.

Praktisch ist ein batteriebetriebener Rührstab, den es mittlerweile in vielen Hobbythekzutatenläden für einen Preis unter DM 10,– zu kaufen gibt, aber auch diese Hilfe muß man nicht haben, Sie können ebenso mit Eierlöffeln oder gläsernen Rührstäben rühren oder ganz einfach verschließbare Gläser oder Fläschchen kräftig schütteln.

In Ihre Vorbereitungen einbeziehen sollten Sie auch die Gefäße, in die Sie Ihre selbst hergestellte Kosmetik abfüllen wollen. Entweder nehmen Sie Fläschchen und Cremedosen von Fertigkosmetik-Produkten – achten Sie dann aber darauf, daß sie ein unbedingt notwendiges Spülbad in kochendheißem Wasser überstehen müssen –, oder Sie kaufen sich preiswerte Gefäße in den erwähnten Läden. Auch Gefäße aus Kunststoff sind akzeptabel, denn wir haben den Firmen, die unsere Geschäfte beliefern, zur Auflage gemacht, daß sie nur ökologisch vertretbare Kunststoffe führen, auf keinen Fall dürfen sie Gefäße aus PVC anbieten. Diese Dosen und Fläschchen ebenso wie die praktischen, nachfüllbaren Pumpspender sind in der Regel so robust, daß sie die notwendigen Spülgänge in kochend-

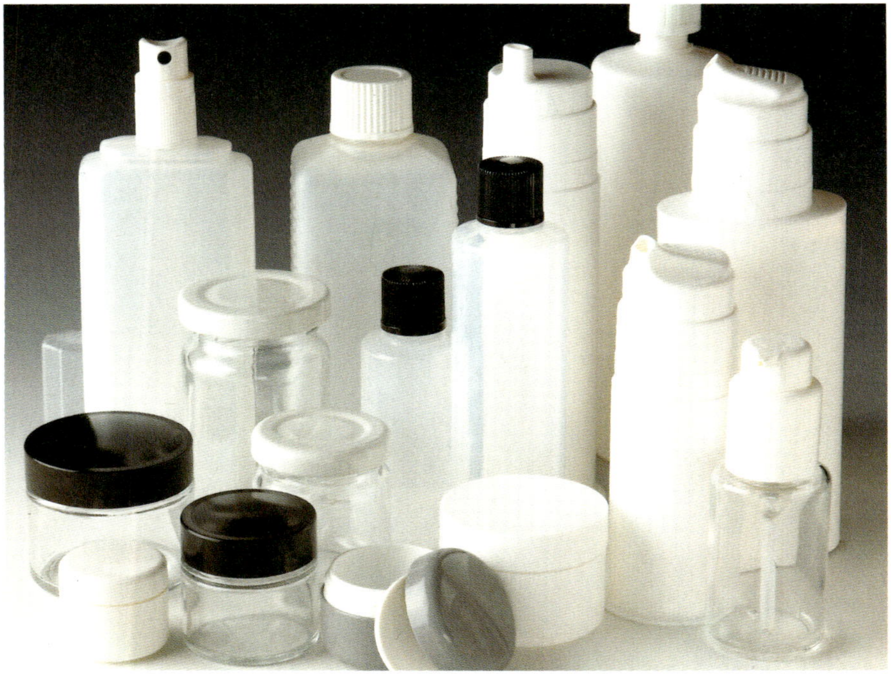

Abb. 4: Solche Dosen, Flaschen und Pumpspender eignen sich hervorragend zum Abfüllen Ihrer selbsthergestellten Cremes und Lotionen.

heißem Wasser schadlos überstehen. Übrigens: Preiswert und praktisch sind auch kleine Marmeladengläschen mit einem Twist-Off-Verschluß. Sie können sie als Cremegefäße verwenden oder um die vorgemischte Fettphase aufzubewahren. Es gibt sie in Haushaltswarengeschäften in Größen für 50 ml, 100 ml, 200 ml und 250 ml bis hin zum normalen Marmeladenglas, das aber auch kostenlos durch Eigenrecycling im Haushalt beschaffbar ist.

Ein Wort zur Hygiene

Die Initiative der Hobbythek, die Kosmetik zum Selbermachen für größere Bevölkerungsgruppen zu erschließen, hat auch Kritiker, vor allem aus Kreisen der industriellen Kosmetik, laut werden lassen. Vielen Angriffen konnten wir ohne Mühe begegnen; zum Teil hatten diese Fachleute sich nicht einmal die Mühe gemacht, unser System genauer anzuschauen. Der Hintergrund ihres Protestes ist offensichtlich:
Die Branche befürchtet, daß eine lästige Konkurrenz heranwächst. Aber auch die sachliche und detaillierte Verbraucheraufklärung durch uns paßt vielen nicht ins Konzept.
Das einzige Argument, welches übrigbleibt, ist das der Hygiene. Da wird immer wieder behauptet, daß es in der heimischen Küche unmöglich sei, keimfreie kosmetische Produkte herzustellen. Auf den ersten Blick haben diese Kritiker natürlich recht. Keimfreiheit ist tatsächlich nicht zu erreichen. Die Frage ist allerdings, ob das überhaupt nötig ist. Mit dem gleichen Argument müßte man dann einer Haus-

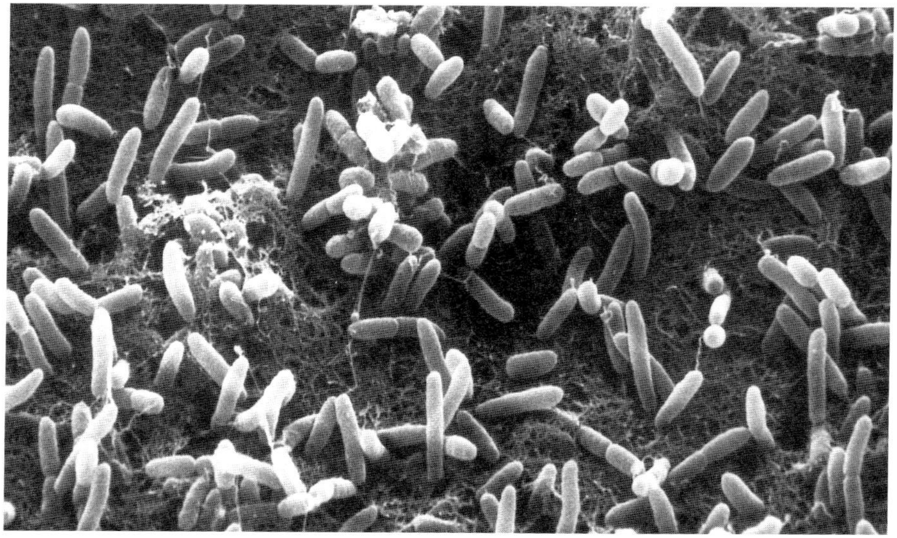

Abb. 5: Stäbchenförmige Bakterien in ca. 5000facher Vergrößerung

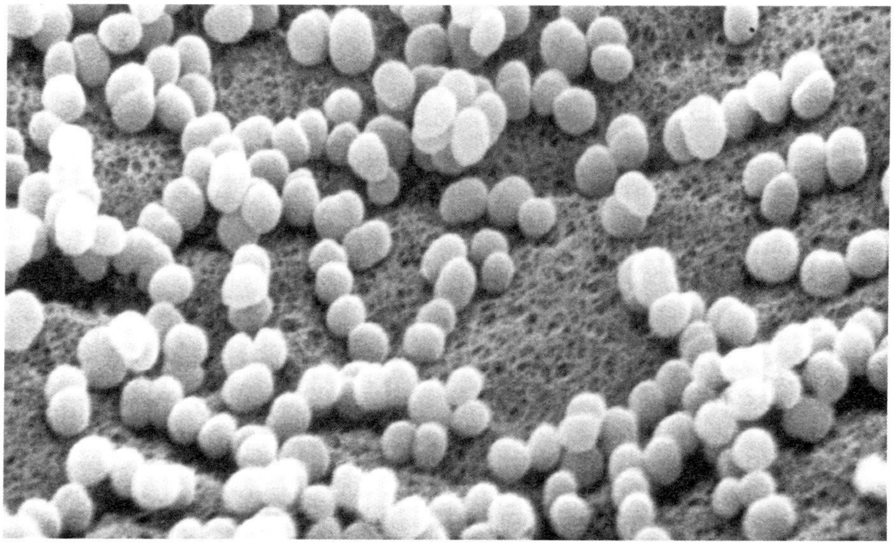

Abb. 6: Kugelförmige Bakterien (Kokken) in ca. 5000facher Vergrößerung

frau das Selbstzubereiten von Speisen verbieten, insbesondere von Mayonnaisen, Salaten, Kaltspeisen oder Tatar, kurzum allem, was selbst angerichtet wird. Sogar beim Kochen und anschließendem Aufbewahren schleichen sich stets Milliarden von Keimen in die Nahrung ein. Unser Körper scheint aber durchaus damit fertig zu werden. Wenn man diese in Nahrungsmitteln befindlichen Keime nach dem gleichen Prinzip zählen würde, wie es bei der Kosmetik üblich ist, dann wäre es mit unserer Volksgesundheit schlecht bestellt. Die Meßmethode der Kosmetologen ähnelt eher einer undifferenzierten Erbsenzählerei. Da werden gute und schlechte Erbsen in einen Topf geworfen, es wird jedenfalls nicht zwischen harmlosen und krankheitsauslösenden Keimen unterschieden. Dabei beträgt die Anzahl von Keimen auf trockener Haut in der Regel über 100 000 pro Quadratzentimeter. Da gibt es u.a. Stäbchenbakterien und Kugelbakterien (Kokken), die teils als Einzelgänger (Staphylokokken), teils aber auch zu Ketten zusammengeschlossen (Streptokokken) vorkommen. Der Bakterienarten gibt es viele, die meisten aber sind Gott sei Dank gutartig, weil unser Organismus gelernt hat, mit ihnen umzugehen. Manche machen sich sogar nützlich, denn sie besetzen „Plätze", wodurch Krankheitserreger keine Vermehrungschance erhalten. So ist eine gutmütige Bakterienflora auf der Haut, aber auch in unserem gesamten Verdauungstrakt, vom Mund bis in den Dünn- und Dickdarm hinein, unentbehrlich für unsere Gesundheit. Zu viel Desinfektion kann da nur Schaden anrichten, abgesehen davon, daß selbst schärfste Desinfektionsmittel eine vollständige Keimfreiheit der Haut nie erreichen. Das angesprochene undifferenzierte Zählen von Freund- und Feind-Erregern ist auf die Kosmetik zum Selbermachen bezogen daher sinnlos. Bei der kommerziellen Kosmetik mag das noch angehen, denn bei einer Haltbarkeitsdauer von über 2 Jahren ist das Vermehrungspotential auch dieser Bakterien erheblich. Da kann eine Creme auch schon mal durch eigentlich gutmütige Bakterien verderben, wenn diese überhandnehmen. Bei unseren Produkten, die ja in jedem Fall zum baldigen Verbrauch bestimmt sind (unkonservierte und gekühlte Produkte innerhalb von 8 Tagen, konservierte Produkte innerhalb von 4–6 Wochen), ist diese Gefahr gering.

Trotzdem sollte auch beim Selbstanrühren auf die Sauberkeit der Werkzeuge (Töpfe, Becher, Gläser, Rührhilfen, Abfüllgefäße usw.) ebenso wie auf die der Rohstoffe höchster Wert gelegt werden. Spülen Sie deshalb einerseits alles nach Gebrauch gut ab, und waschen Sie sich vor Beginn der Arbeiten die Hände sorgfältig, und bewahren Sie andererseits auch die Rohstoffe sachgerecht auf. Von seiten der Bezugsläden können Sie höchste Sorgfalt

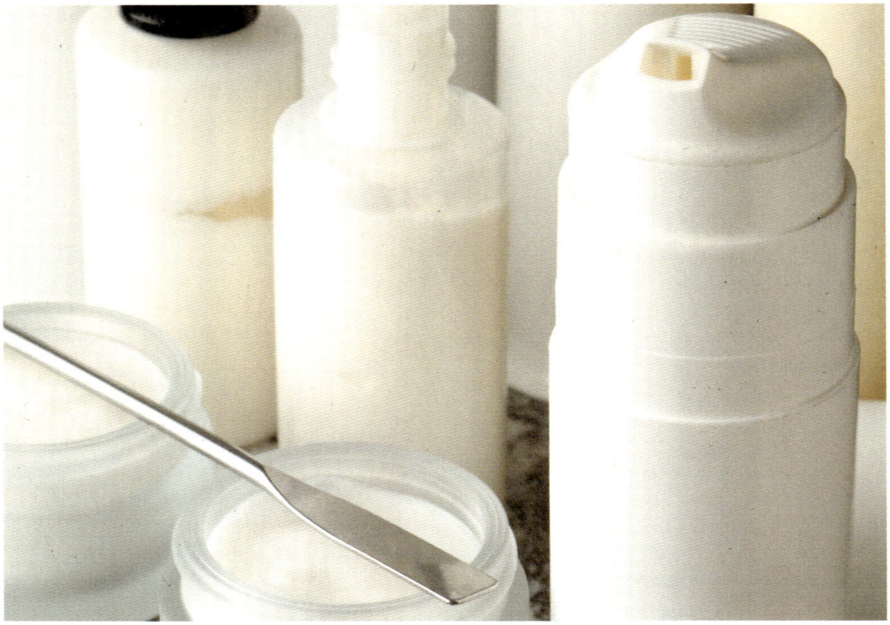

Abb. 7: Um Ihre Cremes bei der Entnahme mit dem Finger nicht unnötig zu verunreinigen, sollten Sie sie in Pumpspender oder flexible Plastikflaschen, aus denen Sie sie problemlos herauspressen können, abfüllen oder aus Döschen mit einem Spatel entnehmen.

erwarten, denn wir haben ihnen einen Katalog vorgelegt, worin sie sich verpflichten, strenge Hygienevorschriften beim Abpacken einzuhalten. Auch die Lieferanten der Rohstoffe halten zusätzlich bei Produkten, die zum Beispiel Eiweiß oder Kohlenhydrate enthalten, eine bestimmte Mindestkeimzahl ein, die weit unter den lebensmittelrechtlichen Vorschriften liegt.

Bei destilliertem oder entmineralisiertem Wasser müssen Sie schon selbst mithelfen, denn auch das in der Apotheke gekaufte Wasser kann durchaus mit Keimen versetzt sein, weil die Enthärter teilweise von Bakterien nur so strotzen. Deshalb empfehlen wir Ihnen, in jedem Fall das Wasser nach dem Kauf abzukochen. Füllen Sie es dann umgehend kochendheiß in eine gut verschließbare Glasflasche (zum Beispiel eine Mineralwasserflasche), und drehen Sie sofort den Schraubverschluß darauf. Um auch diesen noch zu sterilisieren, legen Sie die Flasche zum Abkühlen ganz einfach hin, dann sind Sie sicher, daß das gesamte Wasser extrem keimarm ist. Dieses entmineralisierte oder destillierte Wasser können Sie jetzt sogar unmittelbar für kaltgerührte Kosmetikprodukte einsetzen, ohne sich der Gefahr übermäßiger Verkeimung auszusetzen. Selbstverständlich muß nach Entnahme von Wasser der Schraubverschluß sofort wieder aufgeschraubt werden.

Verschließen sollten Sie in jedem Fall auch Ihre fertige Creme, sobald sie abgekühlt ist, denn sogar die Luft ist eine permanente Keimquelle.

Natürlich können Sie Ihre Creme auch ungewollt mit dem Finger, mit dem Sie sie aus dem Topf entnehmen, verkeimen. Wie erwähnt, befinden sich stets unzählige Bakterien auf der Haut, die selbst dann, wenn sie gutmütig sind, insbesondere in den nicht konservierten Emulsionen einen hervorragenden Nährboden finden. Dies ist zwar nicht direkt gefährlich, weil es in der Regel ja die harmlosen Keime Ihrer normalen Hautflora sind, aber sie können sich trotzdem in der Creme unangenehm bemerkbar machen, denn sie beschleunigen ja den Verderbnisprozeß. Aus diesem Grunde empfehlen wir Ihnen vor allem bei nicht konservierten Cremes, diese entweder mit Hilfe eines Spatels aus dem Töpfchen zu entnehmen, oder sie in Pumpspender abzufüllen. Eine kleine, flexible Plastikflasche kann den gleichen Zweck erfüllen, denn Sie können eine nicht allzu feste Creme daraus herauspressen, ohne sie mit den Fingern zu berühren. Auch konservierte Kosmetika sollten Sie am besten in Pumpspender oder Plastikfläschchen abfüllen, denn konserviert wird ja stets mit der Minimaldosis.

Abgesehen von diesen Hygienemaßnahmen haben wir zusätzlich bei der Herstellung der Cremes einige Vorsichtsprinzipien eingebaut. So empfehlen wir Ihnen zum Beispiel, beim Anrühren von heißgerührten Cremes stets die Bestandteile, die höhere Temperaturen schadlos überstehen, also die Fettphase und das Wasser, auf mindestens 70–75 °C zu erwärmen. Bei dieser Temperatur werden die meisten Keime abgetötet. Das hat bereits im vorigen Jahrhundert der berühmte französische Forscher *Louis Pasteur* herausgefunden, deshalb nennt man dieses Verfahren auch *pasteurisieren.* Die Pasteurisierungstemperatur liegt etwa zwischen 60 und 70 °C. Wir gehen

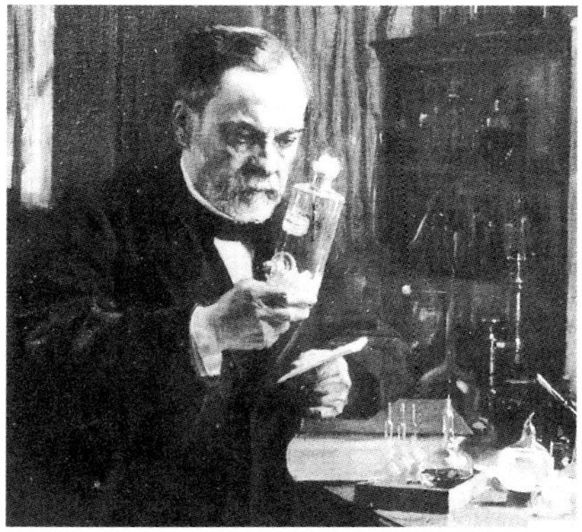

Abb. 8: Louis Pasteur (1822–1895) in seinem Laboratorium.

auf Nummer Sicher und empfehlen Ihnen 70–75 °C.

Reduziert, aber leider nicht vollständig vernichtet, werden durch das Pasteurisieren die *Pilzsporen.* Deshalb ist es nicht ausgeschlossen, daß insbesondere die unkonservierten Cremes nach etwa 8 Tagen ein wenig zum Schimmelansatz neigen. Achten Sie darauf, und werfen Sie, wenn es so sein sollte, die ganze Creme weg. Beim nächsten Mal rühren Sie dann vielleicht etwas weniger an.

Die Emulsion: Das A und O einer Creme

In dem Hobbythek-Buch „Cremes und sanfte Seifen" sind wir auf dieses Thema sehr ausführlich eingegangen, deshalb wollen wir uns hier entsprechend kurz fassen. Das Problem jeder Emulsion ist, daß Fett und Wasser sich spin-

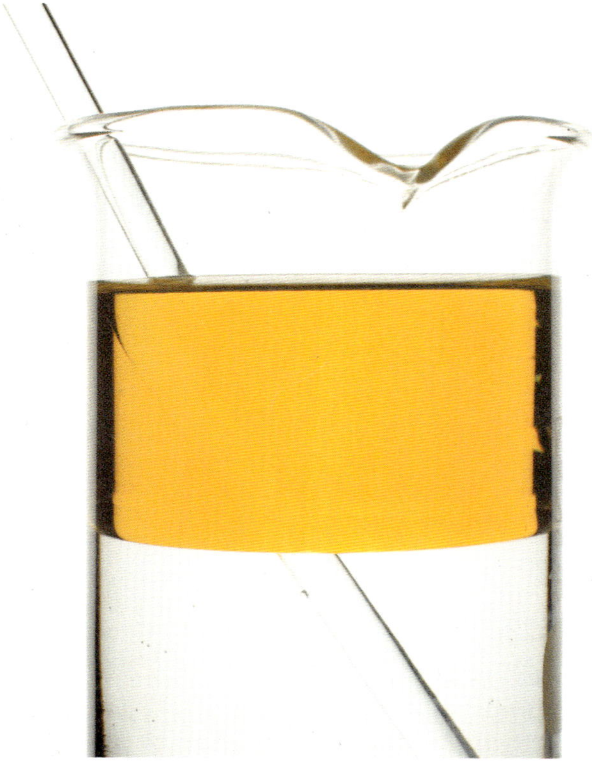

Abb. 9: Ohne Emulgator lassen sich Öl und Wasser nicht vermischen, sie trennen sich umgehend wieder.

nefeind sind. Wenn sie zusammenkommen, trennen sie sich umgehend wieder. Das leichtere Fett bzw. Öl schwimmt obenauf, und es bildet sich eine scharfe Trennlinie (*siehe Abbildung 9*).
Nun braucht die Haut sowohl Feuchtigkeit als auch Fett. Das kommt schon dadurch zum Vorschein, daß das natürliche Hautfett eine erhebliche Menge Wasser enthält. Der Natur ist es also gelungen, trotz der Unvereinbarkeit von Wasser und Öl beide zusammenzubringen, und zwar in feinster Verteilung. Das Geheimnis besteht darin, daß in diesem Hautfett sozusagen eine Brücke zwischen Fett und Wasser geknüpft wurde, und zwar schon in grauer Vorzeit und nicht nur bei uns Menschen: Wie fast alles haben wir es von unseren tierischen Vorfahren übernommen. Das Hautfett, häufig auch Talg genannt, diente ursprünglich dazu, den Pelz, also Milliarden von feinsten Schutzhärchen, zu pflegen. Als ein Beispiel sei das Wollfett des Schafs, das Lanolin, genannt. Beim Reinigungsprozeß von gerade geschorener Wolle fallen große Mengen davon an. Noch vor 30 Jahren spielte es in der Werbung eine ähnliche Rolle wie die heutigen angeblichen Wundermittel mit Namen Liposome, Kollagene, Vitamine usw. Aus der Tatsache, daß eine gewisse chemische Verwandtschaft zwischen dem menschlichen Hauttalg und dem Lanolin besteht, schloß man, daß dieses geradezu ein idealer Rohstoff für Hautcremes sein müßte. Heute ist es um das Lanolin still geworden, unter anderem, weil es bei empfindlicher Haut häufig Unverträglichkeitsreaktionen und Allergien auslösen kann. Gerade die enge Verwandtschaft ist möglicherweise die Ursache dafür, denn dadurch wird der Abwehrmechanismus des Körpers erst recht aktiviert, wie man es oft bei Abstoßungsreaktionen von fremden implantierten Organen beobachten kann. Eine Allergie ist in gewisser Weise mit diesem Phänomen vergleichbar: Was eigentlich dem Schutz des Organismus dienen soll, kommt in der Überreaktion als Krankheitssymptom zum Ausdruck. Dies ist einer der Gründe, daß wir in unseren Rezepten schon immer auf das Lanolin verzichtet haben, obwohl es als natürliche Cremegrundlage durchaus gut geeignet sein kann, denn es enthält die Brückensubstanz, den Emulgator, der Öl und Wasser zusammenbringt. Gott sei Dank gibt es aber auch andere Emulgatoren.

Wie Wasser und Öl zusammenkommen

Vereinfacht kann man sich einen Emulgator wie in *Abbildung 10* dargestellt vorstellen, d. h. wie eine Keule, deren Kopf den wasserliebenden Teil bildet, während der Stiel fettliebend ist. Ein natürlicher Emulgator, der noch bessere Eigenschaften als derjenige des Lanolins besitzt, ist das Lecithin. Das gilt vor allen Dingen für die Lecithin-Sorten, die wir für Sie gefunden haben. Lecithin ist im Grunde der umgangssprachliche Ausdruck. Wissenschaftler bezeichnen diese Stoffgruppe als Phospholipide.
Lecithin ist auch ein wichtiger Bestandteil der Haut. Es ist die Substanz, die generell allen Körperzellen die äußere Hülle, die Membran, verleiht. Die einzelnen Lecithin-Moleküle ordnen sich dabei schön in Reih und Glied zur Membran an, so wie Sie es in *Abbildung 11* sehen. Die wasserliebenden Köpfe fühlen sich von der wäßrigen Körperflüssigkeit angezogen, während die fettliebenden Schwänze ins Fett reichen, das sich auch stets im Umfeld des dünnen Membranhäutchens befindet. In die Zellmembran sind dann noch, wie Sie in der *Abbildung 11* erkennen können, einzelne Eiweißkörper eingebaut, die einerseits den Stoffwechsel der inneren Zelle mit der Umgebung gewährleisten, andererseits aber auch für den Informationsaustausch und für die Fremdkörperabwehr wichtig sind.
Ebenfalls eine wichtige Rolle spielen die Cholesterinpartikel. Beim Cholesterin handelt es sich um ein Fett, das die Membran in Form hält. Sie haben richtig gelesen: Das häufig so gescholtene Cholesterin ist hier unentbehrlich. Wenn allerdings der Cholesterinanteil zu hoch wird, kann es die Membran verhärten, die Elastizität der Zelle nimmt ab, und es entstehen Falten an

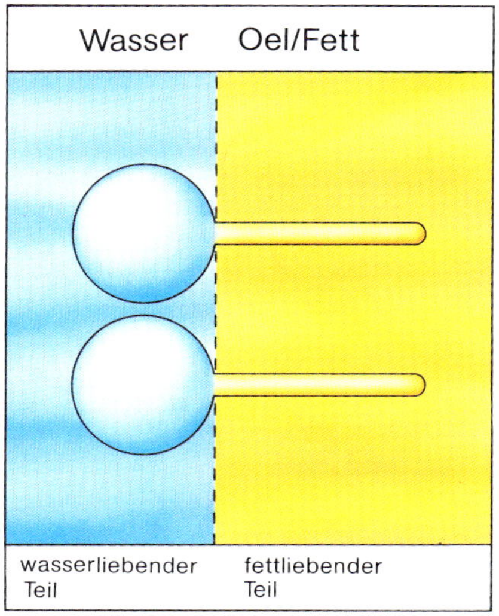

Abb. 10: Das Emulgatormolekül bildet die Brücke zwischen Öl/Fett und Wasser.

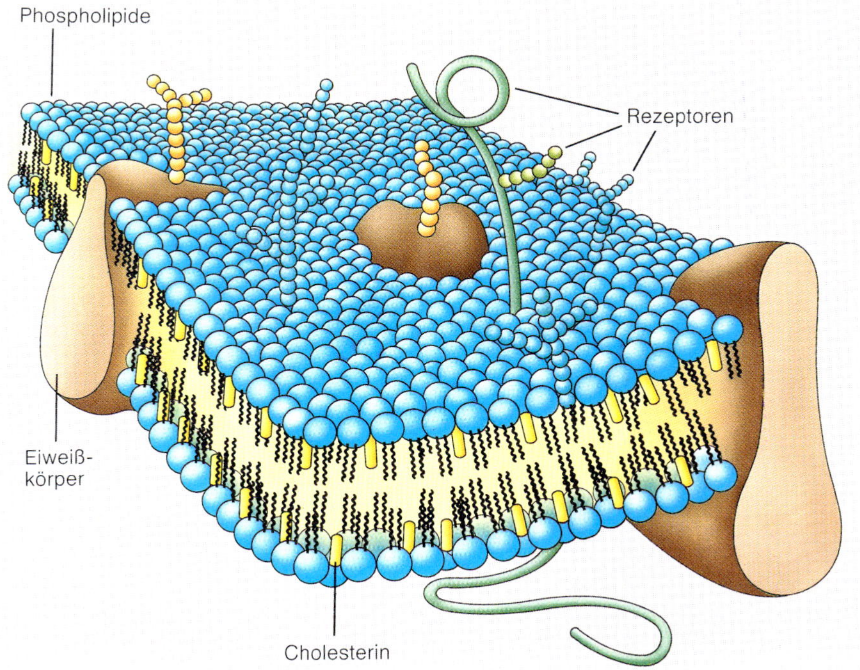

Abb. 11: Die Lecithin-Moleküle ordnen sich in Reih und Glied zur Zellmembran, wobei die wasserliebenden Köpfe nach außen und die fettliebenden Fortsätze nach innen weisen.

der Außenhaut, oder es bilden sich Ablagerungen in den Adern.
Soweit zur Beschreibung des Lecithins. Wesentlich mehr dazu finden Sie in unserem Hobbythek-Buch „Gesundheit mit Kräutern und Essenzen". Wir wollten hier nur deutlich machen, daß Lecithin hervorragend als natürlicher Emulgator zur Cremeherstellung geeignet ist (siehe Fluidlecithin Cm, *Seite 22* und Fluidlecithin Super, *Seite 22*). Sie können damit wirklich eine hervorragende, reine Naturkosmetik herstellen, sogar kaltgerührte Cremes, d.h., dabei brauchen Sie noch nicht einmal Ihren Herd zu Hilfe zu nehmen.
Lecithin in dieser reinen Form beinhaltet im übrigen kein Allergiepotential; es hat allerdings einen leichten Eigengeruch, der nicht jedermanns Sache ist. Aber das ist kein Problem, denn wir haben auch andere naturnahe und äußerst bewährte Emulgatoren in unserem Programm: Tegomuls, Lamecreme und Emulsan. Sie sind durch eine leichte chemische Variation von natürlichen Fetten und im Falle von Emulsan aus Pflanzenöl und Zucker gewonnen worden (*vgl. Seite 23*).

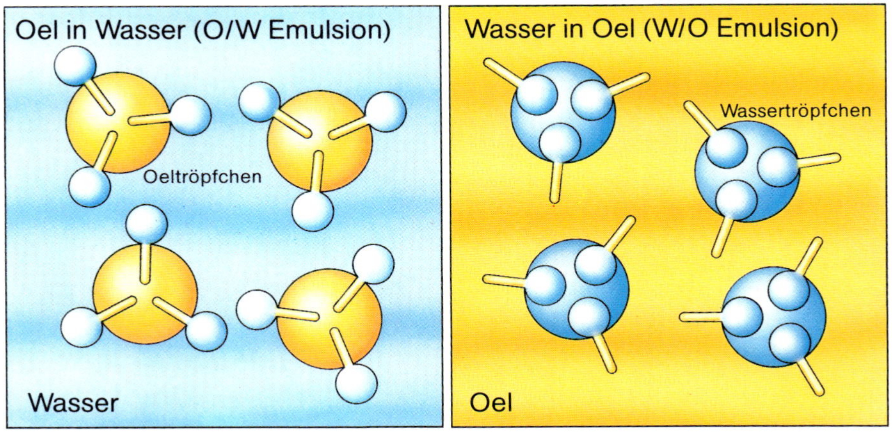

Abb. 12: So etwa kann man sich eine Öl-in-Wasser-Emulsion oder eine Wasser-in-Öl-Emulsion vorstellen.

Wasser in Öl oder Öl in Wasser

Die äußerliche Qualität einer Creme, d.h. ihre Stabilität, wird unter anderem durch die Gleichmäßigkeit der Emulsion geprägt. Grundsätzlich gibt es zwei Arten von Emulsionen:
1. Die Öl-in-Wasser-Emulsion (O/W)
2. Die Wasser-in-Öl-Emulsion (W/O)
Zusätzlich gibt es noch Mischformen mit jeweils unterschiedlichen Anteilen.
Die O/W-Emulsion wirkt auf der Haut besonders angenehm. Sie ist leicht, spendet mehr Feuchtigkeit und zieht besser ein bzw. verdunstet schneller. Wir empfehlen sie deshalb für Tages- und Nachtcremes.
Mit unseren Emulgatoren Tegomuls und Lamecreme bildet sich bei Wassergehalten über 50 % ein solcher Emulsionstyp, bei geringeren Wasseranteilen entstehen meist Mischformen.
Mit Lecithin kommen eher Wasser-in-Öl-Emulsionen zustande, aber auch hier ist der Wassergehalt für die Emulsionsart entscheidend. Oberhalb von 50 % Wasser geht es nahtlos von W/O-Emulsion zunächst in Mischformen über, um bei Emulsionen von mehr als 65 % Wasser sogar in O/W-Typen zu münden. Um Ihnen eine sichere und exzellente W/O-Emulsion bieten zu können, haben wir zusätzlich den Emulgator Emulsan (*vgl. Seite 23*) hinzugenommen.
Menschen mit extrem trockener Haut sollten für die Nachtcreme eher einen W/O-Typ wählen, aber darüber hinaus kommt es auf die zusätzlichen Stoffe an, die die Feuchtigkeitsspeicherung erhöhen, zum Beispiel D-Panthenol, Kollagen, Hyaluronsäure usw. (*siehe Rezeptteil*).
Nicht empfehlenswert ist es übrigens, reines Öl auf die Haut aufzutragen. Dazu gehören unter anderem Paraffin-Öl, Baby-Öl oder auch sonstige Öle, die in der Apotheke angeboten werden. Reine, aus Mineralöl gewonnene Fette sind auch die Vaseline und das sogenannte Schweizer oder Spanische Melkfett. Auch sie werden aus unerklärlichen Gründen in Apotheken und Drogerien oft empfohlen. Diese Öle und Fette vermindern zwar die Verdunstung der Flüssigkeit der Haut, aber sie beeinträchtigen die Elastizität negativ. Auf Dauer wird die Haut durch die Reduktion der Aktivität der Talgdrüsen eher trockener. Eine Creme ist dem in jedem Fall vorzuziehen, das gilt auch

für das Einölen nach dem Bad (*siehe Seite 92*).

Was das Auge sieht

Eine gelungene Emulsion erkennen Sie daran, daß sich aus dem klaren Wasser und dem Öl eine weiße bzw., je nach Inhaltsstoffen, gelbliche, undurchsichtige Creme gebildet hat. An den feinen Öl- bzw. Wassertröpfchen bricht sich das Licht, die Substanz verliert ihre Transparenz und wird milchigweiß. Sollten sich im Abkühlungsprozeß oder bei späterer Lagerung Teile vom Öl und Wasser wieder trennen, dann bedeutet das auf keinen Fall, daß die Emulsion verdorben ist. In der Regel reicht kräftiges Schütteln oder zumindest kurzes Erhitzen und nochmaliges Rühren. Hilft auch dies nicht, dann kann es an den Zutaten liegen. Aber auch diese müssen nicht verdorben sein. Gerade natürliche Substanzen haben, weil sie nicht in der Retorte entstanden sind, manchmal wachstumsbedingte Inhaltsschwankungen, weshalb sie in der Kosmetikindustrie nicht besonders beliebt sind. Wir leisten uns diesen Luxus jedoch bewußt, selbst auf die Gefahr hin, daß die äußere Erscheinung einer Creme nicht immer ideal ausfällt. Entscheidend ist für uns ihre Wirkung auf der Haut. Und da sind wir eben im großen und ganzen von der Überlegenheit der natürlichen Substanzen überzeugt.
Noch ein Wort zu der Qualität der Pflanzenöle: Wir haben die Erfahrung gemacht, daß hochwertige kaltgepreßte Öle, die ja als Salatöl das Beste vom Besten darstellen, für kosmetische Zwecke nicht immer ideal sind. Einerseits verlieren sie ihren Vorteil beim Erhitzen der Fettphase, andererseits bilden sie aus uns noch nicht erklärbaren Gründen häufig instabile Emulsionen. Deshalb können Sie in diesem Punkt durchaus sparen und auf normale Pflanzenöle zurückgreifen (*vgl. Seite 23 f.*).

Erste praktische Tips

Kommen wir nach diesen kurzen theoretischen Erörterungen nun zur Praxis. Ein ausschlaggebender Faktor für den Erfolg der Hobbythek-Kosmetik ist sicherlich die Tatsache, daß es uns gelungen ist, das umständliche Abwiegen kleinster Mengen zu umgehen. Unser Trick: Wir empfehlen, die Fettphase, d.h. alle fettliebenden Substanzen inklusive der Emulgatoren, in größerer Menge anzumischen, damit Sie davon schon mal ständig einen Vorrat haben. Die Fettphase hält sich in der Regel ohne jegliche Konservierung bei Zimmertemperatur über 6 Monate und im Kühlschrank durchaus auch ein Jahr. Das liegt daran, daß die eventuell schädlich wirkenden Mikroben zur Vermehrung vor allem Feuchtigkeit brauchen. Erst wenn die Fettphase mit Wasser zur Emulsion vermischt wird, können diese ihre Chance wahrnehmen.
Unkonserviert hält sich eine fertige Creme im normalen Cremetöpfchen, wenn Sie sie in üblicher Weise mit den Fingern entnehmen, bei Zimmertemperatur ca. 2–3 Tage, im Kühlschrank 8 Tage. Vermeiden Sie diesen direkten Kontakt mit den Bakterien Ihrer Haut jedoch, indem Sie die Creme in einen Spender oder in eine Tube abfüllen, dann verlängert sich die Haltbarkeit bei 20 °C auf 8 Tage und auf 14 Tage, sofern die Creme kühl gelagert wird. Auch portionsweises Einfrieren ist möglich (*siehe Seite 26*). Mit unseren milden und niedrig dosierten Konservierungsmitteln Paraben K und Heliozimt K können Sie eine Haltbarkeit von mindestens 4 Wochen und im Kühlschrank von über 3 Monaten ansetzen. Das ist natürlich wesentlich bequemer. Sie brauchen sich dann nicht jede Woche, sondern vielleicht nur jeden Monat der Mühe des Anrührens zu unterziehen.

Die Fettphase unserer Creme

Besonders einfach ist die Zubereitung der Fettphase, wenn nur ölige Substanzen in der Rezeptur vorkommen. Zur Fettphase gehören alle Fette und Pflanzenöle, die Emulgatoren und, soweit im Rezept angegeben, das Vitamin E.
Feste Fette wie Kakaobutter, Sheabutter, Bienenwachs usw. müssen ebenso wie die Emulgatoren Lamecreme und Tegomuls zusammen mit den Ölen erhitzt werden. Dies sollte möglichst schonend erfolgen, und zwar auf kleiner Flamme bei Temperaturen von 65–70 °C. Genaue Temperaturmessung ist nicht unbedingt erforderlich. Sie sollten allerdings berücksichtigen, daß die Wärme nur langsam in das feste Fett eindringen kann. Deshalb tendiert man meistens dazu, das Öl zu stark zu erhitzen, weil man glaubt, es ginge dann schneller. Aber das ist gar nicht erforderlich, denn die von uns verwendeten Fettsubstanzen werden schon bei maximal 60 °C flüssig. Wenn Sie dem Aufschmelzvorgang Zeit lassen, d.h. die

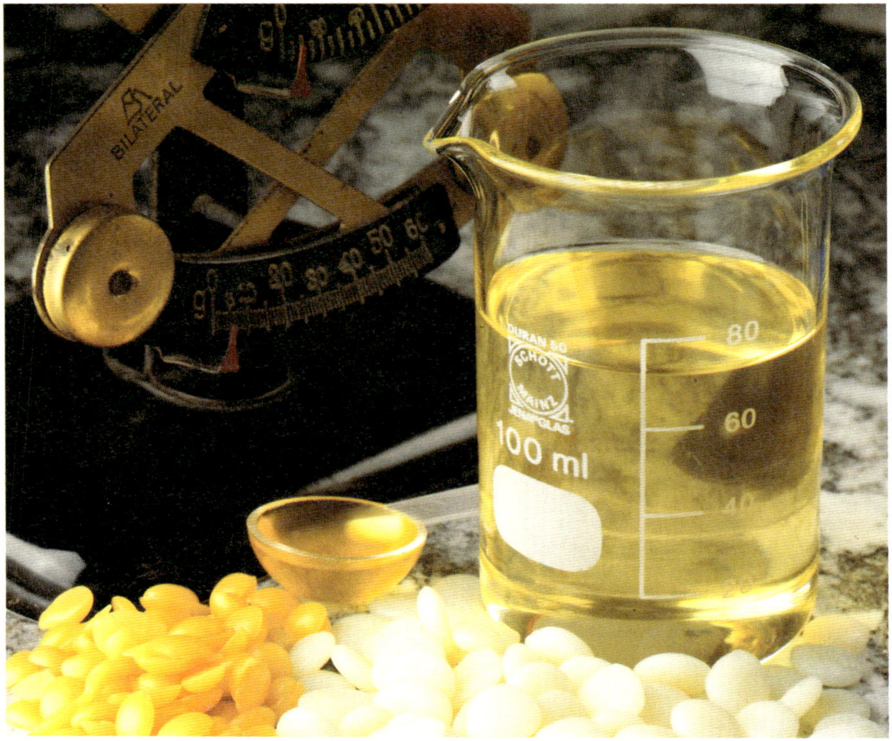

Abb. 13: Zur Fettphase einer Creme gehören alle Fette/Öle, Emulgatoren und ggf. Vitamin E. Hier: Erdnußöl, Fluidlecithin Super, Bienenwachs und Lamecreme.

Fettphase bei kleinster Flamme oder Heizplatteneinstellung erhitzen, dann lösen Sie dieses Problem ganz ohne Thermometer.
Sie können die Fettphase auch in Ihrem Mikrowellenherd aufheizen, aber Vorsicht: Fette und Öle werden durch Mikrowellen bei weitem nicht so schnell erhitzt wie Wasser. Außerdem hängt die Einstellzeit von der Leistung Ihrer Mikrowelle ab. Wenn Sie sich für diese Methode entscheiden, dann empfehlen wir Ihnen, sich erst einmal vorsichtig an die richtige Energiestufe und Einschaltzeit heranzutasten.
Wenn das feste Fett in der Fettphase aufgeschmolzen ist, rühren Sie alles kurz durch, füllen es in ein Marmeladenglas mit Twist-Off-Verschluß und lassen es abkühlen. Oder Sie entnehmen direkt für das erste Rezept die nötige Fettphasenmenge, die Sie dann mit der Wasserphase zur Creme verrühren.

Die Wasserphase

In Ausnahmefällen können Sie normales Leitungswasser verwenden, zumindest wenn es nicht zu hart ist. Da die Wasserhärte aber in Deutschland stark schwankt, empfehlen wir Ihnen, destilliertes oder entmineralisiertes Wasser zu nehmen, das es in Drogerien und Apotheken und gelegentlich auch in Supermärkten zu kaufen gibt. Kochen Sie es nach dem Kauf am besten sofort ab, und füllen Sie es anschließend sofort in eine verschließbare Glasflasche (*vgl. Seite 15*). Sie haben dann stets ein keimarmes Wasser zur Verfügung, was besonders bei kaltgerührten Cremes wichtig ist.
In die Wasserphase kommen gegebenenfalls noch wasserlösliche Wirkstoffe wie Allantoin, SoFiW usw. Andere Substanzen wie Kollagen, Elastin, Kräuterextrakte und pflanzliche Zusatzstoffe, zum Beispiel Aloe vera, alpha-Bisabolol, Meristem-Extrakt und D-Panthenol 75, sollten Sie erst später in die fast fertige Creme hineinrühren. Das gilt ebenso für die ätherischen Öle, weil sie sonst, insbesondere bei heißgerührter Creme, an Wirksamkeit verlieren können.

Zubereitung der fertigen Cremes

Dies ist nun tatsächlich die angenehmste Tätigkeit, denn sie ist, sofern nicht gravierende Vorbereitungsfehler gemacht wurden, mit dem unmittelbaren Erfolgserlebnis verknüpft. Bei einer kaltgerührten Creme oder Milch brauchen Sie nur die vorgemischte Fettpha-

se mit der Wasserphase am besten in dem Gefäß, in dem Sie sie später auch aufbewahren wollen, zusammenzugießen. Geben Sie dann noch die übrigen wasserlöslichen Zusatzstoffe und gegebenenfalls den Konservierungsstoff hinzu, und schütteln Sie kräftig alles zu einer möglichst homogenen Emulsion.
Die Herstellung von heißgerührten Cremes ist nur um Nuancen aufwendiger. Dazu stehen Ihnen zwei Möglichkeiten zur Verfügung:
Die einfachste Methode ist, die Fettphase abzuwiegen, in ein Becherglas zu geben und die Wasserphase dann kochendheiß aufzugießen. Dies geht allerdings nur, wenn das Fett/Wasser-Verhältnis mindestens 1:2 beträgt, d.h., auf ein Gewichtsanteil Fettphase - kommen 2 Gewichtsanteile Wasser.

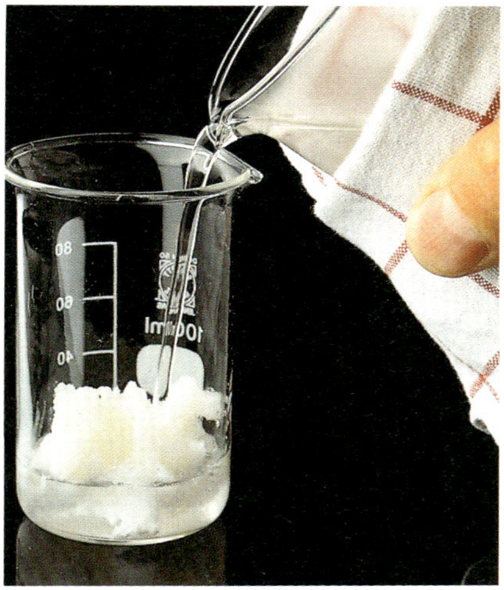

Abb. 14: Die einfachste Methode zur Herstellung einer heißgerührten Creme: Gießen Sie die kochendheiße Wasserphase auf die Fettphase.

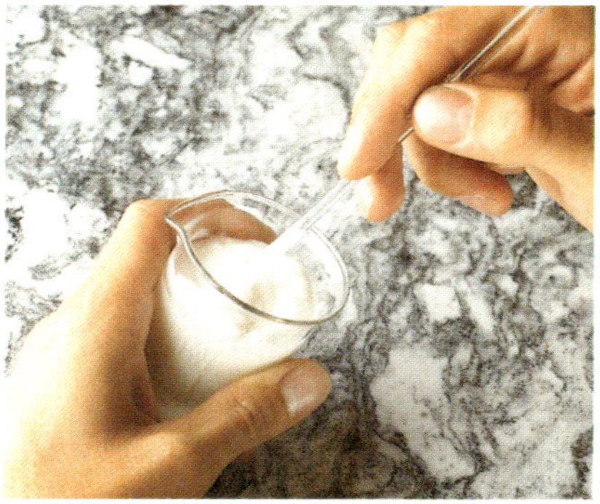

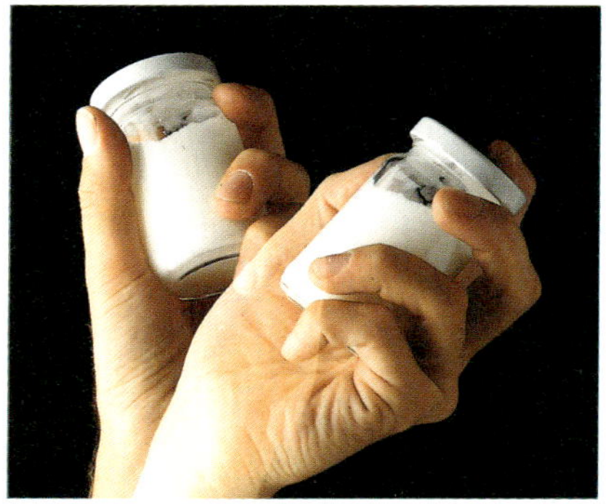

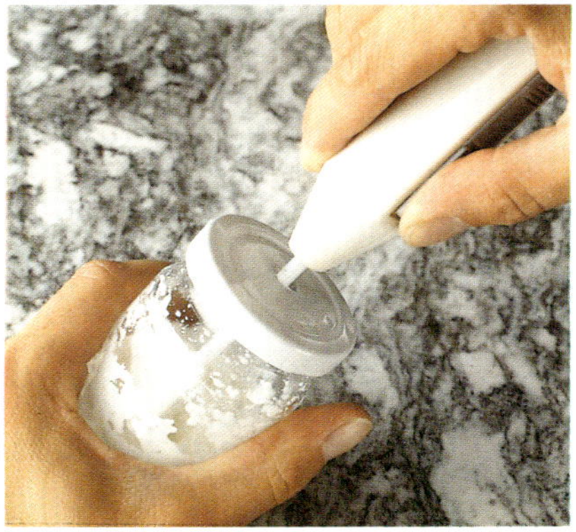

Abb. 15: Die geschmolzene Fettphase wird mit der Wasserphase vermischt

a) durch Rühren mit einem Rührstab, Eierlöffel o.ä.,

b) durch Schütteln in einem verschließbaren Glas oder

c) mit dem Minimixer (achten Sie dabei darauf, daß das Gefäß mit einem Deckel, in den Sie ein Loch stechen können, durch das der Schaft des Mixers paßt, abgedeckt ist, damit es nicht so spritzt).

Die in dem kochenden Wasser gespeicherte Wärme reicht dann in der Regel aus, um eine Mischtemperatur von über 60 °C zu erzielen. Bei dieser Temperatur schmilzt die verfestigte Fettphase garantiert. Lassen Sie die Fettphase in dem heißen Wasser zunächst unter leichtem Rühren ganz flüssig werden, um sie dann entweder mit einem Rührstab, einem Eierlöffel oder dem batteriebetriebenen Mixer kaltzurühren. Es geht auch durch Schütteln in einem gut verschließbaren Glas (*vgl. Seite 12*). Den Abkühlvorgang können Sie im kalten Wasserbad erheblich beschleunigen: Entweder Sie stellen das Becherglas ins Wasserbad, während Sie die Emulsion rühren, oder Sie tauchen das Gefäß nur von Zeit zu Zeit ins Wasser. Ist die Emulsion etwa auf Handwärme abgekühlt, dann geben Sie die Wirk- und Zusatzstoffe sowie das Parfum und gegebenenfalls den Konservierungsstoff hinzu.
Die zweite Methode ist die klassische: Erhitzen Sie die Fett- und Wasserphase jeweils in einem getrennten Becherglas auf ca. 65–70 °C. Auch hier ist ein Ther-

mometer nicht unbedingt erforderlich. Auf 5–10 °C mehr oder weniger kommt es nicht an. Man bekommt schnell ein Gefühl für die richtige Temperatur.
Wichtig ist natürlich, daß die Fettphase zunächst vollständig aufgeschmolzen ist. Dann kommen eventuell noch empfindliche öllösliche Substanzen, zum Beispiel Vitamin E, als Zusatz hinein. Nach gutem Vermischen wird anschließend die heiße Wasserphase auf einmal dazugeschüttet. Das früher von uns praktizierte langsame Hineinträufeln ist nicht mehr erforderlich.
Dann rühren Sie alles, wie schon bei der 1. Methode empfohlen, zu einer homogenen Emulsion.
Sie werden sehen, diese einfachen Verfahren machen Ihnen in Zukunft das Anrühren Ihrer individuellen Creme so bequem, daß Sie auf das Selbstherstellen nicht mehr verzichten wollen.

Die Inhaltsstoffe der Cremes

Aus den Gründen, die wir schon in den vorangehenden Kapiteln erwähnt haben, werden wir hier nur eine kurze Beschreibung der Inhaltsstoffe geben. Wenn Sie an ausführlicheren Informationen interessiert sind, empfehlen wir Ihnen unsere Basisbücher „Cremes und sanfte Seifen“ und „Schminken, pflegen, schönes Haar“. Dort werden alle Substanzen auch im größeren Zusammenhang dargestellt. Übrigens: Diese Bücher gibt es in den meisten örtlichen Büchereien auszuleihen, Sie müssen sie also nicht unbedingt im Buchhandel erwerben.

Etwas umfangreichere Erklärungen widmen wir an dieser Stelle den völlig neuen Substanzen, die wir bisher noch nicht vorgestellt haben.

Emulgatoren

Fluidlecithin Cm

Das Fluidlecithin Cm ist ein hervorragender natürlicher Emulgator, bestehend aus 35 % der wertvollsten Lecithinart, dem Cholinphospholipid, und 15 % anderer Phospholipidarten. Der Rest, also 50 %, ist Sojaöl, welches dafür sorgt, daß unser Fluidlecithin Cm flüssig bleibt.
Cm deutet auf seine Verwendung für Cremes hin, es wird ansonsten ebenso in pharmazeutischen Produkten wie zur Herstellung von Diät-Nahrungsmitteln eingesetzt. Gesetzlich hohe Anforderungen an diese Produktarten kommen uns nur zugute.

Fluidlecithin Super

Dieser Emulgator besteht zu 50% aus hochwertigem Cholinlecithin, das mit 50 % Distelöl verflüssigt ist. Seine hautpflegenden und emulgatorischen Eigenschaften sind ganz hervorragend, und die Creme bleibt weiß, im Gegensatz zu einer mit Fluidlecithin Cm angerührten Creme, die immer leicht gelblich wird.
Beide Fluidlecithinarten sind unkonserviert, und trotzdem beträgt ihre Mindesthaltbarkeit über ein Jahr.

Fluidlecithin BE

Hier handelt es sich um ein durch einen biologischen Prozeß leicht verändertes Lecithin, das wegen seiner stärkeren Emulgatoreigenschaften besonders für Badeöle geeignet ist. Daher die Bezeichnung BE. Es ist nur für kosmetische Zwecke geeignet. Mit dem Dusch- oder Badewasser bildet sich umgehend eine cremige Emulsion, so daß zum Teil ein nachträgliches Eincremen nicht mehr notwendig ist.

Lamecreme

Lamecreme ist ein für Nahrungsmittel zugelassener Emulgator, bestehend aus Fettsäuren, Glycerin, Zitronensäureester und Speisefetten. Im kalten Zustand ist er wachsartig, so daß im Rezept nicht unbedingt ein Wachs oder ein Konsistenzgeber enthalten sein muß. Lamecreme schmilzt bei etwa 55–60 °C. Es ist besonders gut geeignet für Nachtcremes und Cremes, die etwas fettiger werden sollen, also zum Beispiel für sehr trockene Haut. Natürlich können Sie es auch für alle anderen Hauttypen verwenden.

Tegomuls

Dieser Emulgator wird durch eine leichte chemische Veränderung von Rinderfett gewonnen. Tegomuls ist vorwiegend ein Monoglycerid, das bisher vielfältig in der Lebensmittelindustrie verwendet worden ist, zum Beispiel für Backwaren oder Eiscremes. Es ist ein grobes Pulver und schmilzt bei 50–55 °C. Es ist als Emulgator eher für eine Tagescreme geeignet, weil es einen matten Glanz auf der Haut erzeugt. Aber auch für Lotionen und Körper- oder Pflegemilch mit höherem Wasseranteil ist es ausgezeichnet geeignet, weil es eine hohe Emulsionskraft besitzt.

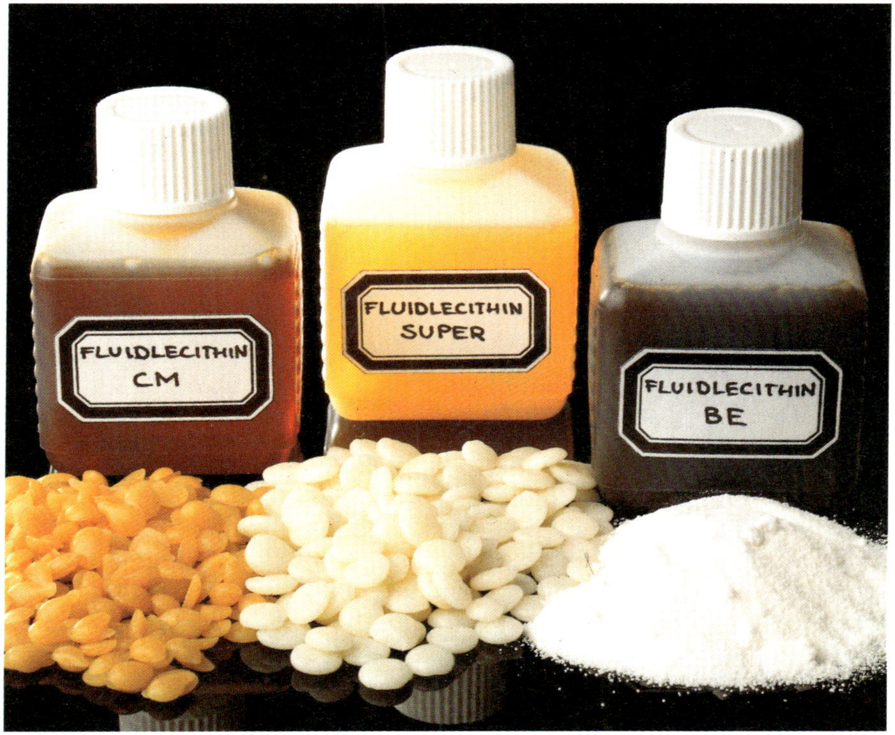

Abb. 16: Emulgatoren der Hobbythek (*v.l.n.r.:* Emulsan, Lamecreme, Tegomuls).

Emulsan

Nach diesem neuen Emulgator haben wir lange gesucht, denn in unserem Sortiment fehlte bisher eine Substanz, die stabile Wasser-in-Öl-Cremetypen ermöglichte. Das erst kürzlich von einer kleinen deutschen Firma entwikkelte Emulsan erfüllt alle unsere Forderungen an Hautverträglichkeit und natürlicher Beschaffenheit. Es wird aus rein pflanzlichen Rohstoffen gewonnen, und zwar aus Pflanzenfett und Zucker. Dabei stammt aus dem Pflanzenfett der fettliebende Teil, die Palmitin- bzw. Stearinfettsäure. Um den wasserliebenden Teil zu bilden, hat man ein Glucosemolekül (Traubenzucker) zu Hilfe genommen. Die Kunst bestand darin, die beiden Substanzen miteinander zu einem Molekül zu verbinden. Wie Sie an der *Abbildung 17* erkennen, gelingt dies dadurch, daß man die Fettsäure an einer bestimmten Stelle an das Glucosemolekül anhängt. Das Ergebnis ist nicht nur ein hervorragend milder Emulgator, sondern die Substanz hat gleichzeitig Wirkstoffeigenschaften: Sie spendet Feuchtigkeit für die Haut, was bei trockener Haut ja äußerst wichtig ist, und sie wirkt nicht nur äußerst sanft, sondern kann auch Irritationen durch andere in der Creme enthaltene Inhaltsstoffe abschwächen, was zum Beispiel bei Verwendung von Konservierungsstoffen interessant wird. Außerdem scheint Emulsan kein allergenes Potential zu besitzen, kein Wunder, denn seine Bestandteile, d.h. sowohl die Fettsäure als auch der Zucker, lösen solche Überreaktionen des Körpers in der Regel nicht aus.
Bereits 10% Anteil Emulsan in der Fettphase bzw. 3,5 bis 5% in der fertigen Creme reichen aus, um eine hervorragende und stabile Wasser-in-Öl-Creme zu bekommen. Allerdings lassen sich diese Emulsionen nicht ganz so einfach herstellen wie mit Lamecreme oder Tegomuls (*vgl. Seite 17*).

Öle für unsere Cremes

Als Öle sind grundsätzlich alle Pflanzenöle geeignet, von solchen, die Sie bereits von der Verwendung in der Küche her kennen, wie Sesam-, Erdnuß-, Distel-, Soja-, Sonnenblumen-, Maiskeim-, Weizenkeimöl und Kernölen wie Aprikosenkern- und Traubenkernöl etc. bis hin zu in der Kosmetik seit alters her eingesetzten Ölen wie Mandelöl, Olivenöl (wen der Eigengeruch nicht stört) und Avocadoöl. Besonders hochwertig sind das Macadamianußöl und das Jojobaöl. Das Macadamianußöl wird aus der Ma-

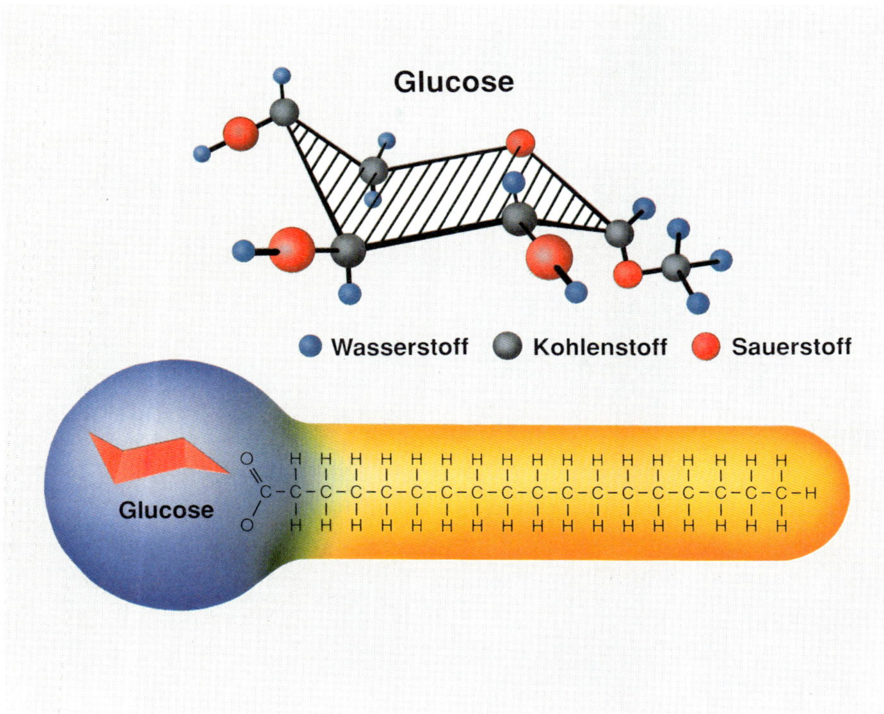

Abb. 17: Strukturformel des Emulsan

cadamianuß, einem in subtropischen und tropischen Ländern wachsenden Nußbaum, gewonnen. Es ist eine Besonderheit, weil es zu 25% die ungesättigte Palmitoleinfettsäure enthält, die in der Kosmetik sehr geschätzt wird.
Das Jojobaöl, das ja eigentlich ein flüssiges Wachs ist, empfehlen wir besonders für Gesichtscremes, weil es nicht in die Schleimhäute der Augen kriechen kann (*vgl. Seite 85*), und in Sonnenschutzcremes, weil es einen natürlichen Sonnenschutzfaktor von 2–4 besitzt und stark wasserabstoßende Eigenschaften hat, die dafür sorgen, daß die Sonnenschutzcreme etwas wasserresistenter wird.
Wie erwähnt, lohnen sich teure kaltgepreßte Öle für unsere kosmetischen Anwendungen nicht unbedingt, da können Sie ruhig sparen.
Bis auf Jojobaöl, welches über Jahre hinweg stabil bleibt, sollten Sie alle Öle sofort nach dem Kauf mit Antiranz davor bewahren, daß sie zu schnell ranzig werden. Bei diesem Prozeß entstehen aggressive Peroxide, die sogar Krebs auslösen können (*vgl. Seite 35 f.*). Mit Antiranz verlängern Sie die Haltbarkeit der Öle um mindestens ein halbes Jahr. Außerdem wirkt Antiranz auf der Haut äußerst positiv. Die Dosierung ist sehr gering: In 100 g Öl brauchen Sie nur 4 Tropfen Antiranz zu träufeln.

Konsistenzgeber

Die Konsistenzgeber bestimmen die Festigkeit bzw. die Dicke einer Creme. In gewisser Weise stellen bereits unsere Emulgatoren Lamecreme und Tegomuls Konsistenzgeber dar, da sie wachsartig sind. Aus diesem Grunde lassen sich mit ihnen im Zusammenhang mit Pflanzenölen schon schöne Cremestrukturen gewinnen. Selbst bei der Verwendung von unserem Fluidlecithin Cm als Emulgator entsteht in der Regel eine dickflüssige Milch, was eigentlich erstaunlich ist, denn die Zutaten sind ja alle flüssig. Die Ursache dafür ist, daß bei der Emulsionsbildung die Wasser- und Öltröpfchen sich zu einer Art Gel verbinden.
Die Konsistenz hängt aber auch von weiteren Zutaten, insbesondere den Wirkstoffen, den Parfüms und den ätherischen Ölen ab. Deshalb ist es meist sinnvoll, feste Konsistenzgeber zur Stabilisierung der Produkte hinzuzuziehen.
Zur Auswahl bieten wir Ihnen natürliches und naturidentisches Bienenwachs an sowie die Kakaobutter, die aus der Kakaobohne gewonnen wird, und weiterhin die Sheabutter aus der

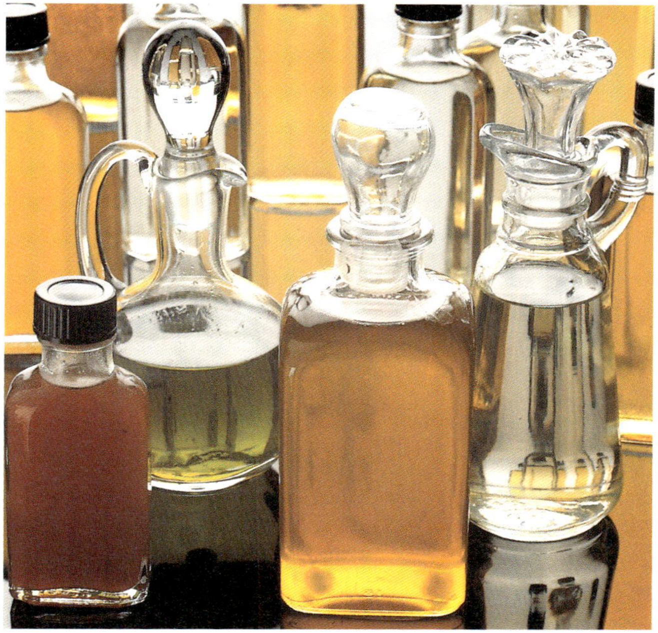

Abb. 18: Zur Cremeherstellung sind alle Pflanzenöle geeignet. *Im Vordergrund links:* Antiranz.

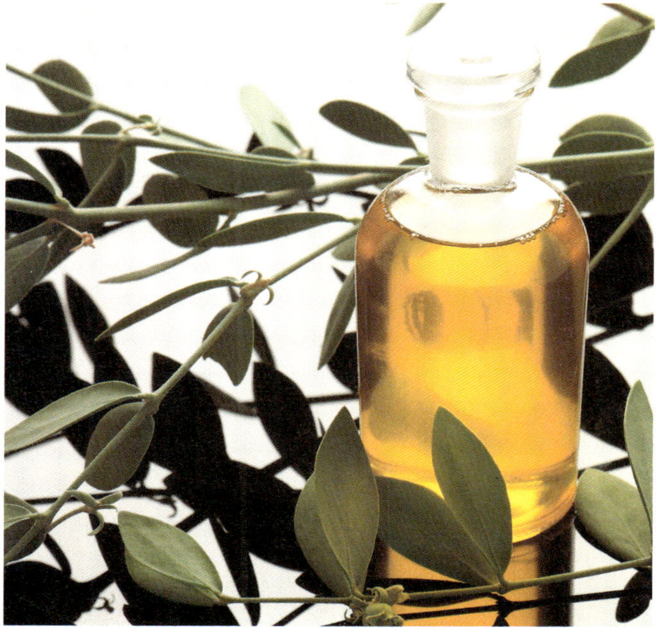

Abb. 19: Jojobaöl

afrikanischen Sheanuß. In Ausnahmefällen haben wir naturidentische Substanzen mit Namen Walratersatz und Cetylalkohol einbezogen. Beide wurden bereits in den Cremes unserer Urahnen verwandt.
Cetylalkohol und Walratersatz sind trotz ihrer synthetischen Herkunft immer noch äußerst beliebt. Vor allem Menschen, die auf Bienenwachs allergisch reagieren, finden im Cetylalkohol und im Walratersatz eine gute Alternative. Der Walratersatz ähnelt in der Struktur dem Cetylalkohol, und ich denke, Sie wissen, warum wir kein natürliches Walrat empfehlen, denn diese Substanz muß aus der Stirnhöhle des bedrohten Wals gewonnen werden.
Ein weiterer Konsistenzgeber ist das Ceralan. Bei dieser Substanz handelt es sich um ein chemisch ganz leicht verändertes Bienenwachs, ein natürliches Bienenwachs, dessen freie Wachssäuren in nichtionogene Moleküle eingebunden werden. Dadurch erhöht sich die von Natur aus vorhandene leichte Emulgatorwirkung des Bienenwachses. Der Schmelzbereich liegt zwischen 63–65 °C.
Ceralan ist für uns aber nicht nur Konsistenzgeber: Mit ihm lassen sich auch problemlos Ölgele herstellen, wie es sonst nur mit mineralischen oder synthetischen Gelbildnern möglich ist. Ceralan sorgt dafür, daß sich die Pigmente im Öl gleichmäßig verteilen und nicht mehr absetzen. Diese Eigenschaft nutzen wir im Sunblocker-Ölgel (*vgl. Seite 87*) und bei der Herstellung der Pigmentpaste (*vgl. Seite 67*).
Alle diese Konsistenzgeber geben der Creme recht bald nach dem Erkalten ihre Festigkeit, mit einer Ausnahme: Bei der Kakaobutter ist es etwas anders. Sie verfestigt sich erst nach einiger Zeit. Das liegt daran, daß die Fettkristalle erst nach und nach, etwa nach

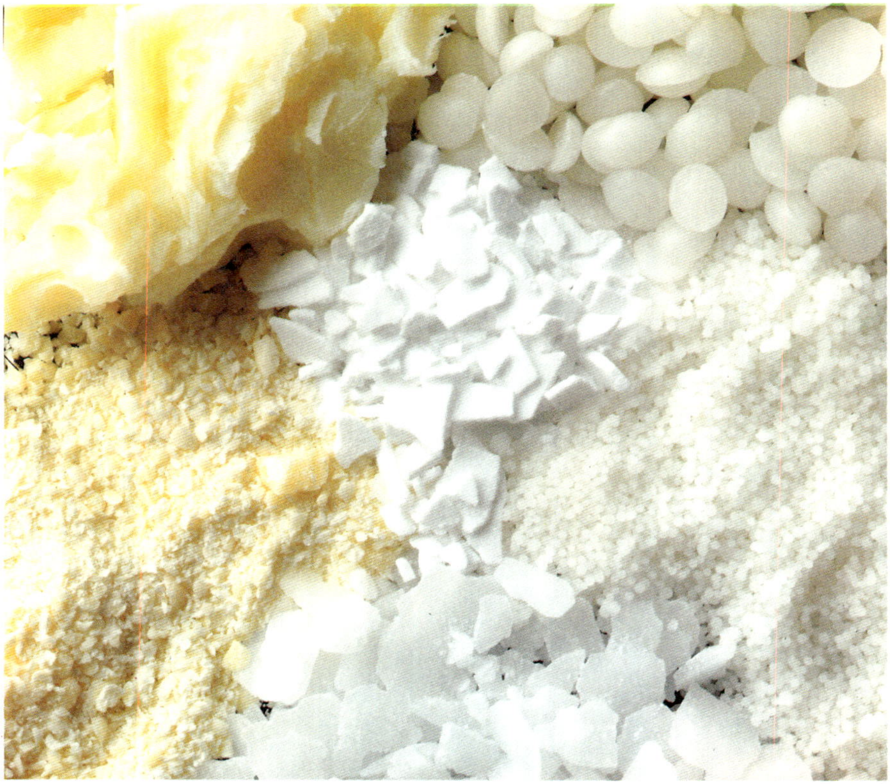

Abb. 20: Die Konsistenzgeber der Hobbythek: *o.l.:* Sheabutter, *o.r.:* Bienenwachs, *M.:* Cetylalkohol, *u.l.:* Kakaobutter, *u.M.:* Walratersatz, *u.r.:* Ceralan.

2–3 Tagen, zusammenwachsen. Das kann man übrigens sehr gut bei der Pralinenherstellung beobachten, wobei die Kakaobutter der Schokolade letztlich erst den knackigen Biß gibt. Wir schätzen die Kakaobutter in der Creme einerseits, weil sie von allen Konsistenzgebern die gleichmäßigste Cremestruktur erzeugt und darüber hinaus ein hervorragendes Hautgefühl vermittelt, denn sie schmilzt umgehend, wenn die Creme aufgetragen wird. Das liegt daran, daß der Schmelzpunkt etwa bei 30–35 °C liegt, und das ist genau die Temperatur der Außenhaut. Andererseits wird die Kakaobutter in der Regel äußerst gut vertragen. Allergien gegenüber dieser Substanz sind uns nicht bekannt.

Konservierungsstoffe

Konservierungsstoffe sollen verhindern, daß sich unerwünschte Keime in den Kosmetikprodukten ausbreiten. Wer seine Creme selbst herstellt, kann selbstverständlich frei entscheiden, ob er diese konservieren will oder nicht.

Eine Alternative dazu ist es, eine größere Menge unkonservierter Creme herzustellen, diese in kleine Töpfchen zu verteilen und einzufrieren. Bei Bedarf nehmen Sie dann jeweils ein Töpfchen heraus und lassen die Creme bei Zimmertemperatur auftauen.

Nicht konservierte Cremes sind im Handel in der Regel sehr teuer, weil sie ein relativ kurzes Verfalldatum aufweisen müssen, was die Vorratsplanung der Geschäfte erheblich erschwert. Dieses Problem gilt natürlich auch für den Verbraucher, und es kommt noch ein zweites dazu: Einmal gekauft und geöffnet, muß eine Creme erstens schnell verbraucht und zwei-

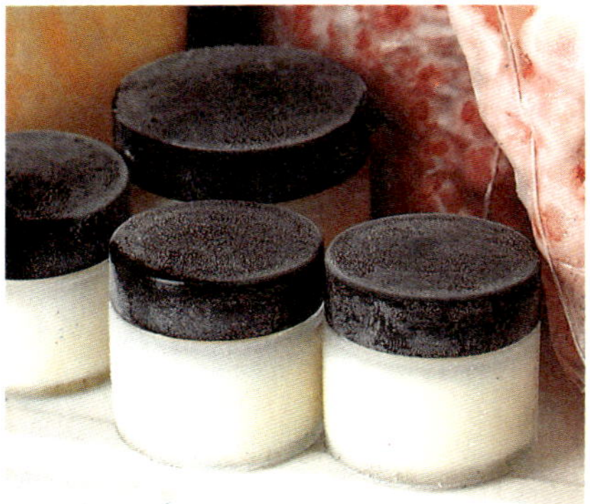

Abb. 21: Wenn Sie Ihre Creme nicht konservieren wollen, können Sie sie auch portionsweise einfrieren.

tens hygienisch behandelt werden. Man sollte sie also nicht mit dem Finger, sondern mit einem Spatel aus dem Cremetopf entnehmen (*vgl. Seite 15*), und sie sollte im Kühlschrank aufbewahrt werden. Aber auch dann ist die Haltbarkeit eng begrenzt. Mehr als 8–14 Tage ist nicht möglich. Darin unterscheiden sich unkonservierte gekaufte Cremes nicht von den selbst hergestellten. Und so ist es kein Wunder, daß 99% der angebotenen Hautcremes konserviert sind. Dagegen wäre eigentlich nichts zu sagen, wenn nicht gerade Konservierungsstoffe häufig Quellen von Allergien wären. Derjenige, der sie verträgt, kann getrost konservierte Cremes verwenden oder in seine selbstgerührte entsprechende Konservierungsstoffe einrühren. Die Haut trägt sicher keinen Schaden davon, wenn der Konservierungsstoff sorgfältig ausgewählt wurde. Wir haben uns bemüht, möglichst sanfte Konservierungsstoffe zu finden. Das ist uns insofern nicht schwergefallen, weil wir ja nur für eine relativ kurze Zeit konservieren wollen.

Paraben K

Das Paraben K ist eine Kombination von 24 Teilen Methylparaben und 6 Teilen Propylparaben. Ersteres wirkt eher gegen Bakterien, letzteres gegen Pilze. Hinzu kommen noch 5 Teile eines naturidentischen Farnesols, eine Art Desodorierungsstoff, der der Konservierungskombination den chemischen Geruch nimmt. Gelöst haben wir diese Substanzen in Benzylalkohol, der die konservierende Wirkung noch unterstützt.

Wenn Sie mit diesem Konservierungsstoff arbeiten wollen, müssen Sie 1–2 Tropfen Paraben K auf jeweils 10 g Creme nehmen.
Bei der Verwendung von Parabenen sind allergische Reaktionen zwar nicht ausgeschlossen, aber immerhin sind sie die am längsten untersuchten Konservierungsstoffe der Kosmetik. Sie sind auch für Arzneien und Lebensmittel zugelassen. Wenn Sie allergiegefährdet sind, dann empfehlen wir Ihnen allerdings einen *Allergietest:* Nehmen Sie dazu 20 Tropfen eines Pflanzenöls und geben Sie einen Tropfen des Konservierungsmittels hinzu. Verrühren Sie dies und streichen ein Tröpfchen davon auf den Innenarm. Lassen Sie es etwa einen Tag, ohne es abzuwaschen, auf der Haut, und beobachten Sie die Hautreaktion. Rötet sich die Stelle, dann lassen Sie diesen Konservierungsstoff weg. Vielleicht versuchen Sie es dann mit unserem zweiten, dem Heliozimt K.

Heliozimt K

Dies ist ein Konservierungsstoff, der eigentlich gar keiner ist, denn eine Creme, die ihn enthält, kann völlig legal als „ohne Konservierungsmittel" deklariert werden. Aber wir wollen hier solche juristischen Spitzfindigkeiten dahingestellt sein lassen. Es handelt sich um eine Kombination von zwei Stoffen, die auch als Lebensmittelaroma Verwendung finden bzw. als Lebensmittelzusatzstoffe zugelassen sind. Der erste ist das Heliotropin, ein ätherisches Öl aus einer Pflanze mit Namen Heliotropium. Es besitzt einen leicht vanilleähnlichen Geruch. Diese Substanz findet sowohl als Lebensmittelaroma als auch als Duftstoff in der Parfümindustrie Verwendung. Früher wurde sie sogar in relativ hoher Dosis als Antiseptikum bei bakteriellen Magen-Darm-Infektionen angewandt. Heliotropin hat jedenfalls auch nach neuesten Forschungsergebnissen eindeutig bakterienhemmende Eigenschaften. Das gleiche gilt für den zweiten Bestandteil mit der Fachbezeichnung Hydrozimtalkohol. Es handelt sich dabei um eine Alkoholart mit angehängtem Zimtaromamolekül, eine Flüssigkeit mit leicht blumigem Duft, der an Flieder und Rose erinnert. Wir haben uns für eine 1:1 Lösung, also ein Teil Heliotropin und ein Teil Hydrozimtalkohol, entschieden.
Dosierung: 1–2 Tropfen auf 10 g Creme.
Verschweigen dürfen wir nicht, daß durchaus allergische Reaktionen insbesondere auf den Hydrozimtalkohol beobachtet worden sind, allerdings relativ selten. Wenn Sie aber allergiegefährdet sind, dann sollten Sie den Allergietest machen (*siehe oben*).

Kaliumsorbat 1: 5

Hierbei handelt es sich um ein für Lebensmittel zugelassenes Konservierungsmittel. Es ist das Salz der Sorbinsäure und wird mit der Nummer E202 in Lebensmitteln, in denen es enthalten ist, gekennzeichnet. Sorbinsäure hat die Bezeichnung E200. Reines Kaliumsorbat ist ein weißes Pulver, das licht- und sauerstoffempfindlich ist und deshalb gut verschlossen aufbewahrt werden muß. Weil es nur in geringer Dosierung verwendet wird (0,2%), be-

kommen Sie es als bereits vorverdünnte wäßrige Lösung zu kaufen, die 16,5% Kaliumsorbat enthält. Sorbinsäure wird auch von kritischer Seite als der ungefährlichste Lebensmittelkonservierungsstoff angesehen.
Wichtig ist der pH-Wert der zu konservierenden Substanz. Kaliumsorbat wirkt am besten bei pH 5. Bei Werten über pH 6 geht der konservierende Effekt verloren.

Wirkstoffe von A–Z

Allantoin

In der Natur kommt dieser Wirkstoff in der Beinwellwurzel vor. Dem Allantoin sagt man eine heilende Wirkung nach. Es soll der Haut ein gesundes und zartes Aussehen verleihen und wird unter anderem von der Industrie in Aknecremes als Medikament eingesetzt. Das Allergisierungspotential des reinen Allantoins ist relativ gering im Gegensatz zu Beinwellpulver.
Die Dosierung kann zwischen 0,1 und 0,5% liegen.
Die Hautverträglichkeit ist in der Regel gut, empfindliche Menschen sollten allerdings vorher einen Verträglichkeitstest machen. Tragen Sie dazu eine Spur Allantoin, das mit einem Tropfen Wasser gemischt wurde, auf eine verdeckte Stelle der Haut auf. Rötet sie sich nach einiger Zeit, dann ist Vorsicht angebracht.
Allantoin wird in die Wasserphase gegeben und kann bis 100 °C erhitzt werden. Es löst sich allerdings auch in kaltem Wasser. Sind weitere Substanzen im Wasser gelöst, kann die Löslichkeitsgrenze unter 0,5% liegen. Das überschüssige Allantoin kristallisiert dann aus.

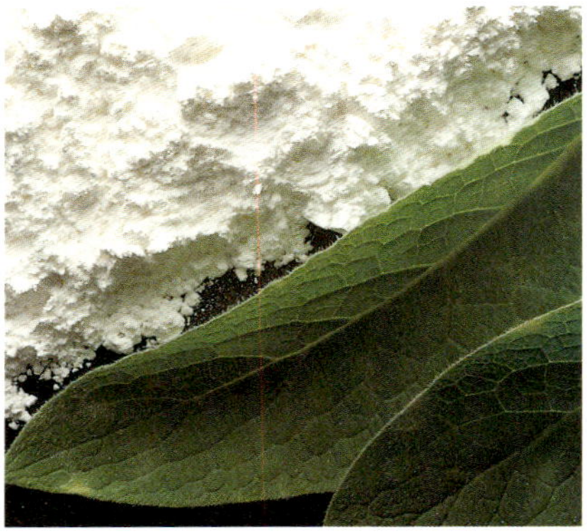

Abb. 22: Allantoin ist ein Wirkstoff, der aus der Beinwellwurzel gewonnen wird.

Aloe vera

Aloe vera ist eine agavenähnliche Wüstenpflanze, die bereits die alten Indianer vor mehr als 1000 Jahren zu schätzen wußten. Sie verwendeten das zu dünnen Streifen geschnittene Mark der Blätter, das Sie unmittelbar auf Wunden legten, als Wund- und Heilmittel.
Die neuere Forschung hat belegt, daß es tatsächlich nicht nur eine antimikrobielle Wirkung besitzt, sondern gleichzeitig auch die Bildung neuer Hautzellen bzw. das Wachstum von neuem Gewebe fördert. Wegen seiner heilenden Wirkung ist Aloe vera auch bei Akne angezeigt. Gleichzeitig befeuchtet es die Haut und macht sie dadurch weich.
Aloe vera wird einerseits als Flüssigkeit in 10fach konzentriertem Pflanzensaft angeboten, dies ist allerdings mit Kaliumsorbat, dem mildesten Konservierungsstoff, den es gibt, konserviert, andererseits als 200fach konzentriertes Trockenpulver, das unkonserviert ist. Sie können sich für das eine oder andere entscheiden (siehe Rezepte).

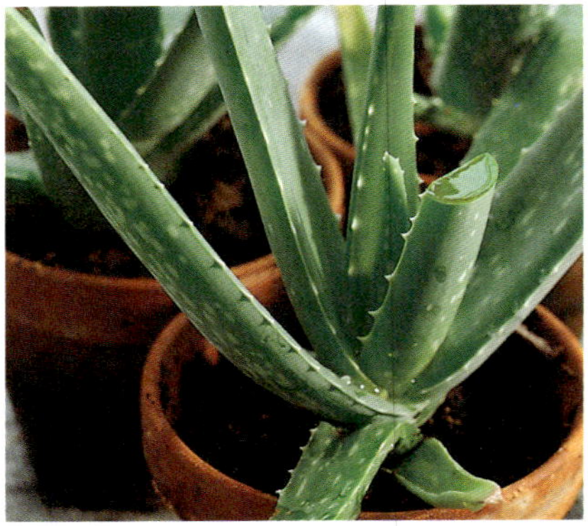

Abb. 23: Schon die alten Indianer schätzten die Aloe vera als Heilpflanze.

Antiranz

Antiranz haben wir bisher dazu verwendet, das schnelle Ranzigwerden von Ölen zu verhindern. Ob ein Öl ranzig ist, erkennen Sie am unangenehmen Geruch. Der Chemiker nennt diesen Vorgang Oxidation, d.h., das Öl wird durch den Sauerstoff der Luft zersetzt. Dieser Vorgang wird durch Licht und Wärme beschleunigt. Zwischenprodukte beim Ranzigwerden können sogar Krebs auslösen. Mit unserem

Antiranz wird diese Gefahr auf ein Minimum reduziert und die Haltbarkeit von Pflanzenöl um mehr als 6 Monate verlängert. Ähnliches scheint nun, wie die moderne Forschung festgestellt hat, auf der Haut abzulaufen. Auch hier können aggressive Sauerstoffatome, insbesondere in Verbindung mit Sonnenlicht, sogenannte *Radikale* bilden, die dann durchaus die Hautzellen schädigen können. Die moderne Forschung hat nachgewiesen, daß diese *Radikale* durch Vitamine abgefangen werden können. Vitamine dieser Art sind das Vitamin A, das Vitamin E und das Vitamin C.
Vitamin E und C sind in hoher Dosierung in unserem Antiranz enthalten, und zwar einerseits als Vitamin E (Tocopherol) und andererseits als Vitamin-C-Palmitat, genauer gesagt als Ascorbylpalmitat, ein Vitamin-C-Abkömmling, der gegenüber dem eigentlich nur wasserlöslichen Vitamin C eine öllösliche Variante bildet. Zusätzlich ist noch etwas Lecithin und, damit das Antiranz sowohl in Wasser als auch in Öl löslich wird, eine geringe Menge eines Speiseemulgators enthalten.
Mit dem Antiranz können Sie nicht nur frisch gekauftes Pflanzenöl vor zu schnellem Ranzigwerden bewahren, da reichen bereits 4 Tropfen der Substanz auf 100 g Pflanzenöl, sondern Sie können es, wenn Sie wollen, auch in Cremes einrühren. Deshalb führen wir es hier unter den Wirkstoffen auf.
Antiranz sollten Sie unbedingt im Kühlschrank aufbewahren.

Bisabolol

Bisabolol oder genauer alpha-Bisabolol ist der Hauptwirkstoff der Kamille. Ähnlich wie die Kamille wirkt es entzündungshemmend, kann aber auch bei bestehenden Hautirritationen gezielt eingesetzt werden.
Allerdings vollzieht sich die entzündungshemmende Wirkung relativ langsam, manchmal kann das 24 Stunden und mehr dauern. Aber das ist kein Nachteil, denn ein Entzündungsprozeß, der auf der Haut abläuft, ist ein natürlicher Vorgang. Er gehört sogar zu den Schutzfunktionen der Haut, um den Körper vor dem Eindringen fremder Stoffe oder Bakterien zu schützen. Eine Entzündung ist nichts anderes als eine Schutzreaktion, die gleichzeitig einen Heilprozeß in Gang setzt. Deshalb sollte eine aufkeimende Entzündung niemals sofort durch Antibiotika oder cortisonhaltige Substanzen unterdrückt werden. Die verzögerte Wirkung von Bisabolol ist in dieser Hinsicht also ein Vorteil.
Wir haben uns für synthetisch hergestelltes Bisabolol entschieden, weil es die gleiche entzündungshemmende Wirkung besitzt wie das natürliche, gleichzeitig ist es aber wesentlich besser hautverträglich, insbesondere kann es keine allergischen Reaktionen der Haut auslösen, wie das bei natürlichen Kamille-Extrakten möglich ist. Deshalb empfehlen wir es auch für Babycremes.
Übrigens gibt es eine interessante Feststellung über die Konzentration in der Creme: Mehr Bisabolol bedeutet keinesfall bessere Wirkung. Die optimale Dosierung in der Creme liegt bei 0,8%. Bisabolol wird vor allem für die empfindliche Haut empfohlen.

D-Panthenol

Bei D-Panthenol handelt es sich um ein Provitamin der B-Gruppe. Provitamin heißt, daß es im Rahmen des Stoffwechsels in unserem Körper in ein Vitamin umgewandelt werden kann, im Falle des D-Panthenols in die Pantothensäure.
Die Pantothensäure wird häufig auch als Vitamin B_5 bezeichnet. Sie spielt generell im Stoffwechsel der Lebewesen eine wichtige Rolle und kommt daher in fast allen Zellen der Organismen vor. Aus diesem Grunde nehmen wir auch mit unserer Nahrung völlig ausreichend Pantothensäure auf, so daß eine innere Einnahme in Form von Tabletten als spezielles Vitaminpräparat nicht nötig ist. Anders bei äußerer Anwendung:
Pantothensäure fördert und begünstigt das Wachstum der Hautzellen und gleicht Mangelzustände, die durch äußere Reize verursacht werden, aus. Zu diesen äußeren Reizen zählen mechanische Strapazierungen, Luftverunreinigungen, Kontakt mit Chemikalien, häufiges Waschen mit aggressiven Seifen, Sonnenbestrahlung inklusive Sonnenbank, Windelnässen usw.
Dem dadurch erhöhten Bedarf kann durchaus von außen nachgeholfen werden, zum Beispiel wenn D-Panthenol in Haut- oder Waschcremes eingearbeitet wird. Das gleiche gilt für Shampoos, Haarwasser, Nagelpflegesubstanzen usw., da es sich auch in Haaren und Nägeln günstig auswirkt. In diesen biologisch relativ wenig akti-

ven Körperteilen wird es zwar nicht in Vitamin B_5 umgewandelt, aber es macht sie trotzdem elastischer und die Haare zusätzlich fülliger, weil es das Austrocknen vermindert (siehe dazu auch die Rezepte in der völlig neu überarbeiteten Ausgabe des Hobbythek-Buchs „Cremes und sanfte Seifen").

Nun, an dieser Stelle geht es uns mehr um die Wirkung des D-Panthenols in Hautcremes. Vor vier Jahren waren wir noch relativ skeptisch, ob D-Panthenol überhaupt in die Haut eindringen könne. Jetzt müssen wir Abbitte leisten, denn mittlerweile gibt es abgesicherte wissenschaftliche Erkenntnisse, daß D-Panthenol tatsächlich nicht nur die Hornschranke der Haut durchdringt, sondern darin auch gespeichert und sogar in Vitamin B_5, also in Pantothensäure umgewandelt wird.

Auf die Haut aufgetragen, erreicht es zum Teil die äußeren Blutgefäße, was sich darin dokumentiert, daß der Pantothensäure-Spiegel in der Haut beträchtlich ansteigt. Und so ist es kein Wunder, daß D-Panthenol auch heilungsfördernde Eigenschaften besitzt. Es wird in Heilsalben bis zu 10% und auch in Medikamenten eingesetzt. Wir möchten hier nicht den Ärzten ins Handwerk pfuschen, Wundbehandlung gehört eher in die Hand des fachkundigen Mediziners, aber ich denke, es ist schon interessant zu wissen, daß D-Panthenol durchaus heilende Effekte erzielt. Dazu gehören eine leicht antimikrobielle Wirkung ebenso wie eine zellregenerative. Gleichzeitig besitzt es benetzende Eigenschaften, die die Verteilung der Creme auf der Haut begünstigen. Dadurch, daß es in der Lage

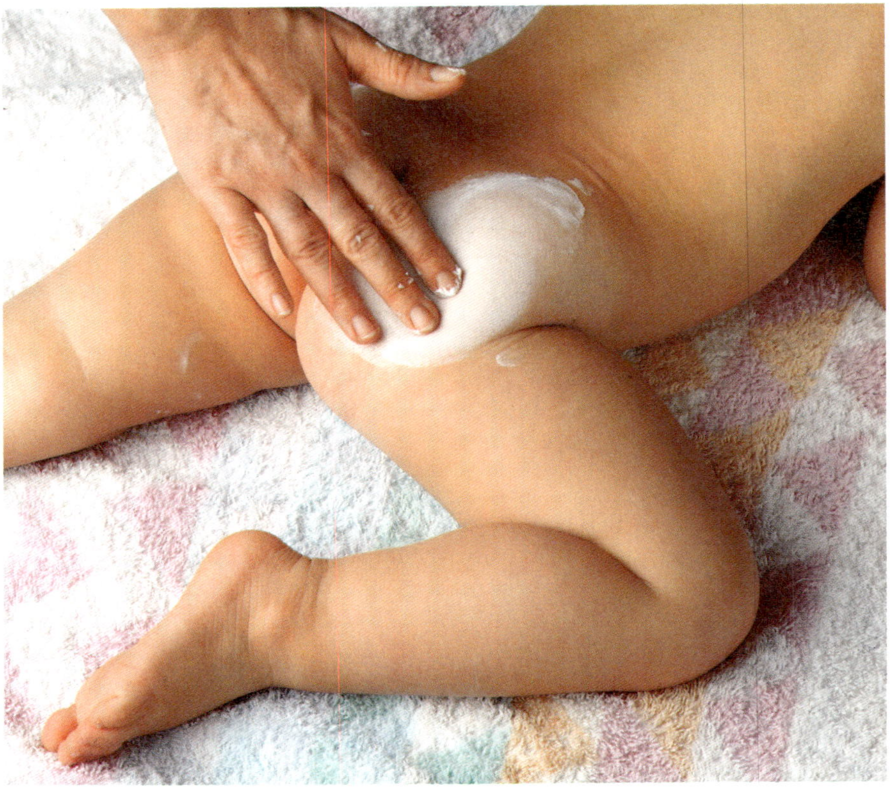

Abb. 24: Eine Babycreme mit D-Panthenol heilt jeden wunden Po.

ist, Feuchtigkeit zu speichern, hilft es außerdem, das Austrocknen der Haut zu verhindern. Durch seine Eigenschaft als Feuchtigkeitsspender trägt D-Panthenol dazu bei, daß sich die Haut weich und geschmeidig anfühlt, ohne einen klebrigen oder fettigen Eindruck zu vermitteln.

D-Panthenol ist also ein Wirkstoff, der eigentlich in fast allen Cremes eingearbeitet werden kann, besonders segensreich wirkt er in Babycremes und in Sonnenschutzmitteln.

Pures D-Panthenol ist zähflüssig wie Honig. Um es besser verarbeiten zu können, liefern die Hobbythek-Produkt-Anbieter es Ihnen in einer leichten Verdünnung mit destilliertem Wasser. Die Produktbezeichnung D-Panthenol 75 deutet darauf hin, daß 75% D-Panthenol enthalten ist, der Rest ist destilliertes Wasser und eine geringe

Menge Milchzucker (weniger als 1%), der für die Stabilisierung des D-Panthenols sorgt. Es ist unkonserviert, deshalb sind Nebenwirkungen nicht zu erwarten. Es besitzt keine allergene Potenz und ist völlig ungiftig, selbst wenn es pur auf die Haut aufgetragen wird, entstehen keinerlei Hautirritationen. Als normalen Wirkstoffzusatz empfehlen wir, etwa 1–2% der Creme zuzufügen.

D-Panthenol läßt sich ohne Schwierigkeiten in die Creme einrühren, es ist leicht wasserlöslich, wie ja auch das Basisvitamin, das B_5 oder die Pantothensäure ein wasserlösliches Vitamin darstellt. Da es oberhalb von 60 °C beginnt, hitzeempfindlich zu werden, empfehlen wir, es zusammen mit anderen wasserlöslichen Wirksubstanzen in die schon weitgehend abgekühlte Creme einzurühren.

Elastin

Das Elastin ist neben dem Kollagen die wichtigste gerüstbildende Substanz des Bindegewebes, aber auch der Gefäßwandungen mancher Sehnen und der Haut. Es handelt sich um eine Eiweißsubstanz, die elastische Fasern bildet, daher der Name. Elastin besteht aus einem großen Molekül, das aus langen Ketten von 300–3000 Aminosäuren zusammengesetzt ist. Neben diesen Ketten gibt es stabilisierende Quervernetzungen. Zum Thema Eiweißbausteine und Aminosäuren sowie dazu, wie sie sich zu Muskelfasern, Bindegewebe, zu Haut und Haaren zusammensetzen, lesen Sie bitte im Hobbythek-Buch „Gesundheit mit Kräutern und Essenzen" nach.

Zur Anwendung von Elastin oder Kollagen in Hautpflegeprodukten ist zu erwähnen, daß diese großen Moleküle nicht die Hornhautschranke durchdringen können und wenn, dann werden sie keineswegs ins Gewebe eingebaut. Genau dies hat anfänglich die Kosmetikindustrie propagiert, und sie würde es auch heute noch tun, wenn nicht kritische Wissenschaftler und Journalisten die Verbraucher und die Justiz auf solche unhaltbaren Behauptungen aufmerksam gemacht hätten.

Trotzdem kann Elastin positive Eigenschaften auf der Haut entwickeln, es bildet z.B. einen dünnen Film, der ein glattes Hautgefühl gibt und zusätzlich einen Schutz bildet. Die Kosmetikindustrie verwendet Elastin und Kollagen gerne gemeinsam, weil Elastin die Wirkung des Kollagens erhöhen und unterstützen soll. Beide zusammen werden dann als sogenannter Repairkomplex bezeichnet (*vgl. auch Kollagen, Seite 33*).

Fibrostimulin K

Fibrostimulin K wird aus Serum von Kälbern gewonnen. Es besteht aus hydrolisierten Peptiden, d.h. aus zerteilten Eiweißketten (Peptide bilden lange und zum Teil in sich vernetzte Molekülketten aus Aminosäuren). Die Ketten werden für diese Anwendung zerteilt, wodurch sie besser auf die Hautoberfläche einwirken sollen. Substanzen dieser Art sollen Zellteilung und Zellwachstum beschleunigen sowie gefäßerweiternd wirken und Falten glätten. Die eigentliche Wirkung besteht darin, daß Fibrostimulin die sogenannte Kollagenase aktiviert. Die Kollagenase ist ein körpereigenes Enzym, das normalerweise dafür sorgt, daß alte Kollagenzellen abgebaut werden, damit sich neue bilden können. Wir haben nicht genügend wissenschaftliche Beweise vorliegen, daß diese Effekte auch tatsächlich so ablaufen. Wir bieten Ihnen die Substanz an, weil einige unserer Testpersonen camit gute Erfahrungen gemacht haben. Fibrostimulin kann sowohl in Cremes als auch in Liposom-Produkte eingebracht werden. Das Fibrostimulin in der Form, in der es angeboten wird, besteht aus einer wässerigen Lösung, die ganz einfach in die Kosmetikprodukte im abgekühlten Zustand eingerührt werden kann. In Tages- und Nachtcremes kann bis zu 3% eingebracht werden, d.h., in 30 g Creme kommt ca. 1 g (1 ml) oder ein knapper halber Meßlöffel Fibrostimulin. Die Substanz wird, wie gesagt, in der Abkühlphase der Creme bei etwa 30 °C eingerührt. Da Fibrostimulin wie Kollagen einen guten Nährboden für Mikroben aller Art darstellt, muß man sehr sauber arbeiten (siehe dazu auch das Kapitel *Hygiene, Seite 13 ff.*).

Die Substanz muß im Kühlschrank aufbewahrt werden. Sie ist mit Parabenen leicht konserviert.

Fluidlecithin Cm

Diese Substanz haben wir bereits bei den Emulgatoren beschrieben; an dieser Stelle soll sie kurz als Wirksubstanz dargestellt werden. Lecithin ist die Substanz, die bei tierischen und menschlichen Zellen die Membranen bildet. Auf der Haut wirkt sie ebenfalls filmbildend und erzeugt ein recht angenehmes Gefühl. Fluidlecithin Cm ist ebenso wie Fluidlecithin Super außerdem eine ideale Rückfettungssubstanz: Wie bereits beschrieben, enthält sie 50% Öl, das in dieser Verbindung auf der Haut umgehend mit Wasser eine Emulsion bildet. Deshalb eignet es sich auch hervorragend als Rückfettungssubstanz in Waschcremes (siehe Hobbythek-Buch „Cremes und sanfte Seifen").

Fluidlecithin Super (siehe dazu auch *Seite 22*)

Für diese Substanz gilt im Prinzip das gleiche wie für das Fluidlecithin Cm, nur daß Fluidlecithin Super vorwiegend aus Cholin-Phospholipiden besteht, wodurch der typische Eigengeruch des Lecithins fehlt.
Die Emulsion mit Fluidlecithin Super wird blütenweiß.

Hyaluron HT

Hyaluron HT besteht fast ausschließlich aus kristallisierter Hyaluronsäure. Diese Säure gehört zu einer Gruppe von sogenannten Polysacchariden, die auch als Mucopolysaccharide bezeichnet werden. Saccharide spielen in der belebten Natur eine wichtige Rolle. Sie sind Bausteine vieler Zellen und gehören zur Gruppe der Zucker. Polysaccharide haben sich zu langen Ketten zusammengeschlossen und bilden durch Vernetzung Zellsubstanzen. Zu diesen zählt auch die Hyaluronsäure. Sie bildet die Hauptkomponente der Grund- und Füllsubstanz zwischen den Zellen. In besonders hoher Konzentration ist sie sowohl beim Menschen als auch beim Tier in der Gelenkflüssigkeit und im Glaskörper des Auges enthalten.
Die Hyaluronsäure besteht in ihrem Grundbaustein aus Glucuronsäure und N-Azethylglucosamin. Sie besitzt die Fähigkeit, große Mengen Wasser sowohl zu adsorbieren als auch wieder abzugeben. Hyaluronsäure in reiner Form bildet Kristalle, die, wenn sie in Wasser aufgelöst werden, spontan ein Gel bilden. Selbst eine stark verdünnte Hyaluronsäurelösung (0,2%) zeigt noch eine deutliche Gelstruktur. Sie dient daher in der Natur vor allem in der Gelenkflüssigkeit als Gleitmittel. Gleichzeitig verleiht sie als Bestandteil der Grundsubstanz des Bindegewebes diesem Elastizität. In der Medizin findet die Hyaluronsäure sowohl in der Augenchirurgie als auch bei der Behandlung von entzündlichen und degenerativen Gelenkerkrankungen Anwendung.
Seit neuestem wird sie auch in der Kosmetik eingesetzt, weil sie einen dünnen, unsichtbaren, lichtdurchlässigen und elastischen Oberflächenfilm bilden kann. Dieser fixiert die Feuchtigkeit auf der Hautoberfläche in ähnlicher Weise, wie es die Hyaluronsäure in der Grundsubstanz des Gewebes tut. Der Hyaluronsäurefilm hilft, die wichtigsten Eigenschaften der jugendlich gesunden Haut wie z.B. Geschmeidigkeit, Elastizität und Spannung zu bewahren.

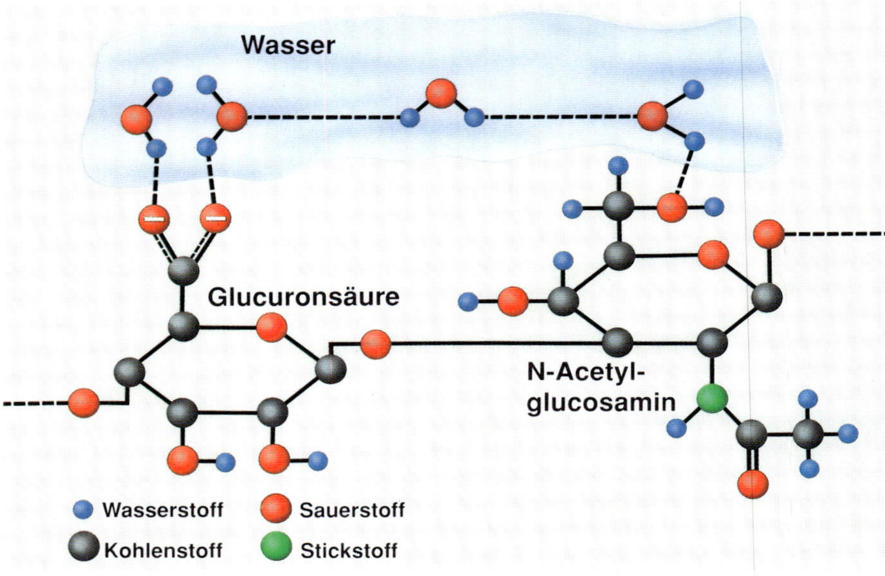

Abb. 25: Strukturformel der Hyaluronsäure. Aus der Zeichnung wird deutlich, daß die Hyaluronsäure die Fähigkeit besitzt, große Mengen Wasser sowohl zu adsorbieren als auch wieder abzugeben.

Er kann dabei die natürlichen Schutzmechanismen unterstützen.
Durch seine Wirkungsweise kann die Hyaluronsäure die Haut glätten, allerdings nicht nachhaltig, wie manchmal fälschlicherweise in der Werbung behauptet wird. Sie muß immer wieder neu aufgetragen werden, denn sie dringt wegen ihres hohen Molekulargewichtes auf keinen Fall in die Haut ein, sondern wirkt tatsächlich nur an der Oberfläche. Trotzdem ist diese Substanz ein Spitzenprodukt moderner Kosmetik. Allerdings wird die Hyaluronsäure, weil sie äußerst teuer ist, nur in Cremes der selbsternannten Superklasse eingesetzt. Da gibt sie der Industrie häufig Argumente für den extrem hohen Preis der entsprechenden Kosmetikprodukte.
Die Hobbythek beweist, daß dies nicht so sein muß. Unser Hyaluron HT ist dasselbe Produkt, das auch die Industrie verwendet. Es wird in einem sehr aufwendigen Verfahren aus Hahnenkämmen gewonnen. Hyaluron HT ist ein Salz der Hyaluronsäure. Es muß wegen seiner wasseranziehenden Eigenschaften stets gut verschlossen aufbewahrt werden. Die Einsatzmenge beträgt 0,1–0,5 %, also bestenfalls eine kleine Messerspitze pro 30 g Creme. Der Vorteil der Salzform besteht darin, daß es nicht konserviert werden muß. Allergiereaktionen auf Hyaluronsäure und unser Hyaluron HT sind bisher nicht beobachtet worden. Damit die Kristalle sich klümpchenfrei zum Gel bilden, empfehlen wir, das Hyaluron HT erst in ein paar Tropfen Alkohol (kosmetisches Haarwasser) aufzulösen und dann in destilliertes Wasser einzurühren.

Kollagen

Über Kollagen haben wir bereits in unserem Hobbythek-Buch „Cremes und sanfte Seifen" ausführlich geschrieben. Kurz: Kollagen ist wie Elastin kein Wundermittel. Es dringt nicht in die Haut ein, allerdings kann es sich – in Liposome eingebracht – in der Oberhaut einlagern. Es wird aber nicht in das Bindegewebe eingebaut und kann bestenfalls die Feuchtigkeitsaufnahme der Haut etwas verbessern. Das gleiche gilt für Kollagen, das in eine Creme eingearbeitet wird. Dort bildet es einen Film, der die Feuchtigkeit der Creme auf der Haut länger zu bewahren hilft. Diese Eigenschaften hat jedoch nur sogenanntes natives Kollagen. Nativ heißt, daß es in dieser Form im lebenden Organismus vorkommt. Unser natives Kollagen wird aus dem Bindegewebe von Kälbern gewonnen. Nativ ist deshalb wichtig, weil nur dieses die gewünschten Feuchtigkeitsbindungen besitzt. Durch Einwirkung von Wärme oder Enzymen kann dieses native Kollagen denaturiert werden. Es entsteht dann ein sogenanntes hydrolisiertes Kollagen.

Meristem-Extrakt

Wie unter dem Stichwort *Vitamine* noch dargestellt wird, hat die moderne Forschung die Sauerstoffradikale als Übeltäter erster Ordnung für die Zellschädigung ermittelt. Der Meristem-Extrakt soll nach uns vorliegenden Berichten ähnlich wie die Vitamine A, C und E als „Radikalfänger" in Frage kommen (*siehe Seite 35f.*).

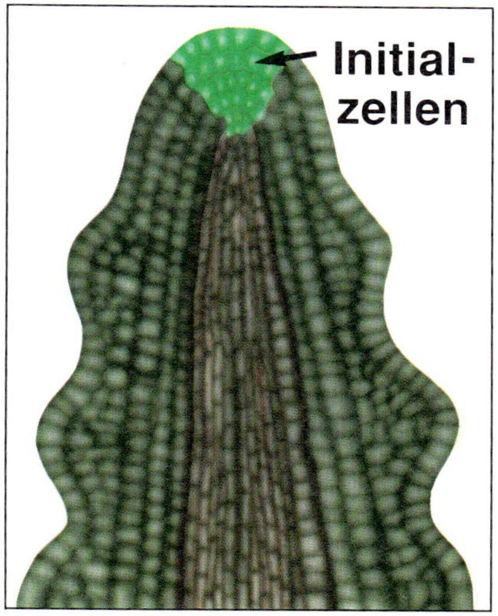

Abb. 26: Ein Meristem ist ein Zellgewebe aus embryonalen Zellen, das sich in Wurzeln und Sprossen von Pflanzen befindet. Dieses Gewebe ist keinem Alterungsprozeß ausgesetzt.

Ein Meristem ist ein embryonales pflanzliches Zellgewebe, das sich an der Spitze von wachsenden Pflanzen, also an Wurzeln und Sprossen, ausbildet. Dieses Gewebe hat die Eigenschaft, keinem Alterungsprozeß ausgesetzt zu sein. Die sich aus dem Meristem durch Teilung neubildenden Zellen wachsen jeweils wieder zu identischen, gleichgroßen und frischen Zellen heran, gleichgültig ob die Pflanze alt oder jung ist.
Selbst bei uralten Bäumen läßt sich beobachten, daß das Meristem offenbar keine Alterung mitmacht. Deshalb hat man schon früher versucht, Extrakte aus diesen Pflanzenteilen in der Heil-

kunde, aber auch in der Kosmetik zu verwerten. Wie so oft stand da das Wunschdenken Pate: Man suchte auch hier nach dem „Stein der Weisen“, nach dem Motto, was Bäume unsterblich macht, könnte möglicherweise auch bei den Menschen den Alterungsprozeß zumindest hinauszögern. Es blieb bei einem frommen Wunsch, ähnlich wie früher die Alchemisten fand man zwar kein Gold, aber man entdeckte im Meristem-Extrakt andere erstaunliche Eigenschaften. Neben der schon erwähnten Fähigkeit, Sauerstoffradikale einzufangen, wirkt es entzündungshemmend und heilend. Es soll sogar antiallergisch wirken, d.h. die allergisierende Wirkung bestimmter Stoffe auf der Haut abschwächen. Konkret: Mit einem Meristem-Extrakt-Zusatz in flüssigen und cremigen Kosmetika können Inhaltsstoffe, die im Verdacht stehen, individuelle Sensibilisierungsprozesse auszulösen, in ihrer allergieauslösenden Wirkung abgeschwächt werden.
Dies ist jedenfalls die Aussage des Herstellers des Extraktes. Wir geben das mit aller gebotenen Vorsicht weiter und empfehlen auch weiterhin, sicherheitshalber nur die Substanzen in Cremes einzurühren, die für Sie persönlich kein Allergiepotential besitzen. Allerdings kann der Meristem-Extrakt für Menschen, die unter Sonnenallergien leiden, schon eine sinnvolle Hilfe sein, denn diese Sensibilisierung entsteht ja häufig nicht durch kosmetische Inhaltsstoffe, sondern in erster Linie durch Einwirkung von UV-A-Strahlen, die das Abwehrsystem der Haut arg strapazieren können. Möglicherweise ist an der allergieverhindernden Wirkung auch die Fähigkeit beteiligt, Radikale, die ja unter Einfluß von UV-Strahlen verstärkt entstehen, einzufangen.

Odex

Odex ist unser neuer, besonders hautfreundlicher Deowirkstoff. Unangenehmer Körpergeruch entsteht, wenn Schweiß durch Bakterien zersetzt wird. Deshalb wirken die meisten Deodorants als Bakterienkiller. Das Problem ist, daß sowohl schädliche als auch nützliche Bakterien, d.h. die gesamte natürliche Bakterienflora der Haut vernichtet werden. Die Haut wird dadurch arg strapaziert und ist Krankheitskeimen mehr oder weniger schutzlos ausgeliefert.
Ganz anders verhält sich Odex, es schont die Hautbakterien und bindet lediglich die Stinkstoffe. Allerdings kann es auch Wohlgerüche wie Parfüms neutralisieren, deshalb sollten Sie Odex nur in den Cremes oder Seifen einsetzen, bei denen es auf komponierte Düfte nicht ankommt.
Bei dieser Substanz handelt es sich um eine Art Seife, das Zinksalz einer Fettsäure, die im Rizinusöl enthalten ist. Wie die deodorierende Wirkung genau funktioniert, weiß man noch nicht, aber der Effekt ist verblüffend. Es geht nicht nur unangenehmem Schweißgeruch an den Kragen, sondern auch üblen Gerüchen, mit denen Sie z.B. bei der Hausarbeit in Berührung kommen, selbst Zwiebel-, Knoblauch-, Fisch- und Fleischgeruch. Sogar das typische Flair, das Raucher verbreiten, kann mit Odex abgemildert werden.
Odex ist eine honigartige Flüssigkeit, deren Geruch ganz leicht an Seife erinnert. Es ist im Wasser löslich, daher sind damit auch Deodorants herzustellen, die völlig alkoholfrei sind. Selbstverständlich können Sie den Wirkstoff auch in Ihre Cremes und Waschcremes einarbeiten.
Übrigens: Den Geruch Ihrer vierbeinigen Lieblinge können Sie mit Odex ebenfalls erheblich reduzieren, dazu eignet sich ganz besonders die alkoholfreie Deodorantlösung (*siehe Rezepte, Seite 71f.*). Als Einsatzmenge reichen 1–2% in der Endrezeptur.
Apropos Deodorant: Wir raten von den zur Zeit in Mode gekommenen sogenannten natürlichen und tierversuchsfreien mineralischen Deosteinen ab. Dabei handelt es sich um Kalium-Aluminium-Alaun (Kalium-Aluminium-Disulfatkomplex). Bei häufiger Anwendung, insbesondere an gleicher Hautstelle, z.B. unter den Achseln, können Hautschäden entstehen, insbesondere Aluminium in Deoprodukten kann die Poren verstopfen und Akne oder Pickel auslösen. Alaun ist außerdem äußerst giftig, schon eine Einnahme von 2 g kann Todesgefahr bedeuten. *(Nach Dosen von etwa 2 g Alaun können tödliche Verletzungen auftreten. Bei äußerlicher Anwendung ungenügend verdünnter Lösungen oder bei langfristiger Benutzung zu Umschlägen besteht die Gefahr von Hautschäden unter Umständen bis zur Ausbildung von Nekrosen (Absterben von Gewebe). Kommentar aus: Deutsches Arzneimittel Buch (DAB) 9, S. 801.)*

Vitamine in Kosmetikprodukten

Bereits im Zusammenhang mit den Substanzen D-Panthenol und Meristem-Extrakt haben wir darauf hingewiesen, daß neueste Forschungsergebnisse vorliegen, die auf die nützliche Wirkung von sogenannten Radikalfängern hinweisen. Als Radikale werden Atome und Moleküle bezeichnet, die einen zur Bildung chemischer Verbindungen vorteilhaften Zustand einnehmen. Dieser Zustand dauert häufig nur wenige millionstel Sekunden. Was in der Chemikersprache so nüchtern klingt, hat für Lebensvorgänge äußerst dramatische Auswirkungen: Unter Umständen können Elemente, die sonst für das Leben absolut wichtig sind, sich in höchst schädliche Substanzen umwandeln. Als Beispiel sei der Sauerstoff genannt, der nicht nur für Tiere und Menschen das Lebenseleixier par exellence darstellt. Heute weiß man, daß die Mediziner ihm lange Zeit regelrecht auf den Leim gegangen sind, denn der einfache Schluß, daß etwas so Notwendiges nur Gutes stiften kann, ist schlichtweg falsch, ja gefährlich. Dieser Gedankenfehler hat in der Vergangenheit eine ganze Folge von aus heutiger Sicht abwegigen Therapievorschlägen hervorgebracht. Das gilt sowohl für Medikamente, die Sauerstoff freisetzen, als auch für einige Behandlungsmethoden direkt mit Sauerstoffgas. Was man bisher nicht beachtet hat, ist, daß zwischen einem „guten" und einem „bösen" Sauerstoff unterschieden werden muß. Der „gute" sorgt für die Zellatmung: Die roten Blutkörperchen transportieren den Sauerstoff

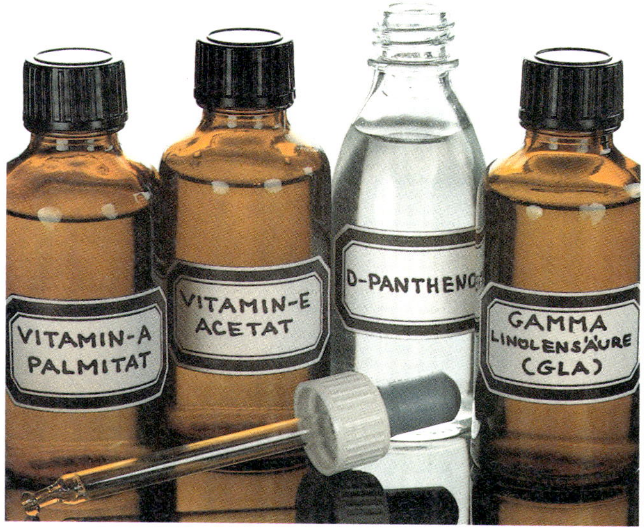

Abb. 27: Vitamine: Auch in der Kosmetik spielen sie eine große Rolle.

mit Hilfe von Eisenverbindungen unermüdlich von der Lunge zum Zellinneren.
Der „böse" hingegen kann Sauerstoffradikale produzieren, die unter dem Einfluß von äußeren Faktoren für die Zelle unmittelbar giftig sind oder auf lange Sicht Krebs erregen können. Dieser „böse" Sauerstoff kann durch Alterung der Zelle, aber auch durch Bakterien, Viren, Pilzsporen und deren Stoffwechselprodukte gefördert werden. Außerdem durch Chemikalien, hormonelle Störungen oder Eingriffe, durch Wärme, Strahlen inklusive ultravioletten Strahlen, Radioaktivität usw. oder durch mechanische Überbeanspruchung. Dazu zählen auch Kontakte mit vielen natürlichen und künstlichen Substanzen. Falsche Ernährung, psychische Faktoren, die das Immunsystem schwächen, mangelnde Bewegung usw., alles dies kann dem „bösen" Sauerstoff in unseren Zellen Angriffsflächen bieten.
Nach neuesten Erkenntnissen sind wir all den Angriffen durch Radikale aus der Mikrowelt allerdings nicht völlig hilflos ausgeliefert. Zunächst einmal ist eine richtige Ernährung wichtig, und zwar mit ausreichenden Vitaminen und Mineralstoffen. Wissenschaftler haben festgestellt, daß insbesondere die Vitamine A, E und C in der Lage sind, wie eine Art Radikalfänger zu wirken. Diese Erkenntnis hat bereits bei der Weltgesundheitsbehörde (WHO) zu intensiven Diskussionen darüber geführt, ob die bisher empfohlenen Mindesttagesdosierungen für diese Vitamine nicht angehoben werden sollten. Hier im Buch, in dem es um Hautpflegeprodukte geht, wollen wir diesem Thema nicht weiter nachgehen. Aber die

Eigenschaft dieser drei Vitamine, als Radikalfänger zu wirken, können wir äußerst gut auch für unsere Cremes nutzen, denn die Hautzellen sind ja ganz besonders durch viele Umweltfaktoren beansprucht.
Als ein Beispiel von vielen seien Peroxidmoleküle genannt, Sauerstoffverbindungen, die an sich harmlos sind. Bei ihrer Bildung formen sich kurzfristig Radikale erster Ordnung aus. Im Peroxid befindet sich der Sauerstoff noch im Zweiermolekül-Verband (der Chemiker stellt es in der Formel mit der Bezeichnung O_2 dar). Bei dem in der letzten Zeit stark diskutierten Ozon haben sich die Sauerstoffatome sogar zu einem Dreierverband (O_3) zusammengefunden. In der äußeren Erdatmosphäre sind diese Ozonmoleküle sehr nützlich, denn sie fangen die schädlichen, krebserregenden UV-C-Strahlen ab. Gleichzeitig schwächen sie die UV-B-Strahlen. Aus diesem Grunde kann eine Zerstörung der Ozonhülle in der Atmosphäre so verheerende Folgen haben.
Ganz anders hier auf der Erde: Das hier unten entstehende Ozon ist lebensfeindlich. Zwar kommt es auch hier auf die Dosis an, aber schon bei niedrigen Werten, und zwar weniger als 180 millionstel g/m^3 (WHO-Wert = 120 μg/m^3) in der Luft, kann sich Ozon durchaus gesundheitsbeeinträchtigend auswirken. In jedem Fall ist Ozon ein Gift für Pflanzen, es ist keineswegs ausgeschlossen, daß das Waldsterben auch auf verstärkte Ozonbildung auf der Erdoberfläche zurückzuführen ist.
Ozon bildet sich übrigens in Erdnähe vor allen Dingen durch Aufspaltung von Stickoxiden (NO_x) und flüchtigen Kohlenwasserstoffen (HC) unter Mitwirkung von UV-Strahlen. Die Stickoxide stammen bekanntermaßen vorwiegend aus Autoabgasen und sonstigen Verbrennungsvorgängen, die Kohlenwasserstoffe entstehen durch Verdunsten von Lösungsmitteln und Kraftstoffen, Freisetzen von Gas aus defekten Behältern und Leitungen, unvollständige Verbrennungen usw. Während die chemischen Reaktionen ablaufen, bilden sich kurzfristig auch die angesprochenen Radikale, mit denen dann zunächst unsere Lunge, aber auch unsere Haut fertig werden muß.
Möglicherweise erklärt dies auch zum Teil die Tatsache, daß Menschen, die in ihrem Leben allzu häufig Sonnenbäder ungeschützt genossen haben oder häufig die Sonnenbank aufsuchten, wesentlich mehr hautkrebsgefährdet sind als solche, die vorsichtig damit umgehen. Die Haut besteht aus Aminosäuren, die unter anderem auch Stickstoffverbindungen darstellen. Da ist es nicht ausgeschlossen, daß die UV-Strahlen auf und in der Haut Radikale kurzfristig erzeugen.
Aus diesem Grund empfehlen immer mehr Kosmetologen, die Wirkung der Vitamine in kosmetischen Präparaten zu nutzen. Die Fähigkeit der Vitamine A, E und C, Radikale einzufangen oder besser gesagt, chemisch unwirksam zu machen, beruht vor allem auf der Tatsache, daß sie Oxidationsvorgänge vermindern. D.h. sie beeinträchtigen die Tendenz des aggressiven Sauerstoffs, sich mit anderen Substanzen in und auf der Haut zu verbinden. Die oxidationsvermindernde Eigenschaft dieser Vitamine kann aber ebenso dazu genutzt werden, Öle vor dem Ranzigwerden zu schützen (*siehe Antiranz Seite 28*). Auch dies vermindert Gefahren für die Haut, denn es ist schon lange bekannt, daß ranziges Öl krebserregend sein kann.
Auch Nitrosamine besitzen ein krebsauslösendes Potential. Da können unsere Vitamine helfen, indem sie die Bildung dieser Substanzen auf der Haut abblocken.
Darüber hinaus stabilisieren bestimmte Vitamine Cremes und schützen andere Vitamine vor dem Zerfall. Zum Beispiel das Vitamin E ist ein starkes Antioxidans. Es bewirkt, daß sich das Vitamin A nicht so schnell im Produkt abbaut. Das Vitamin E ist gleichzeitig auch ein schwacher UV-Filter (*siehe Seite 40*).
In unseren Rezepten verwenden wir vor allen Dingen die Vitamine A und E sowie das Provitamin D-Panthenol (*vgl. Seite 29*). Auf das Vitamin C verzichten wir weitgehend, weil es in Form der Ascorbinsäure nicht unbedingt hautfreundlich ist. Das gilt nicht für einen Abkömmling des Vitamin C, das Ascorbyl-Palmitat, welches wir in unserem Antiranz eingesetzt haben.
Bewußt verzichtet haben wir auch auf die Vitamin-A-Säure, die als Retinolsäure oder Tretinoin bezeichnet wird. Sie ist ein schon in geringen Konzentrationen äußerst wirksamer Stoff. Die Vitamin-A-Säure kann zum Beispiel die Dicke der Hornschicht reduzieren. Sie ist eine Art Schälsubstanz. In Amerika entwickelte es sich seinerzeit zu einer regelrechten Mode, sich in Kosmetiksalons mit diesem Mittel die Haut verdünnen und vermeintlich auch verjüngen zu lassen. Vitamin-A-Säure wurde da zu einem Wunderpräparat hochgepriesen. Richtig ist, daß damit Akne behandelt werden kann, denn Mitesser und Kalkpropfen, die häufig durch ab-

norme, dicke Hornschichten verschlossen sind, werden durch die Verdünnung der Haut leichter abgestoßen. Allerdings ist in dieser Anwendung Vitamin-A-Säure bereits ganz eindeutig ein Medikament, und diese Art Therapie gehört unbedingt in ärztliche Behandlung. Hinzu kommt, daß für eine solche entsprechende Wirkung Konzentrationen von 0,5–1 Promille nötig sind, dies ist eine solch hohe Dosierung, daß das Medikament, wenn es in falsche Hände gerät, großen Schaden anrichten kann. Fachlich ausgebildet sind dafür nur Ärzte, und eigentlich sollte die Vitamin-A-Säure deshalb unbedingt verschreibungspflichtig sein. Der Gesetzgeber hat Vitamin-A-Säure in kosmetischen Produkten zwar nicht völlig verboten, Konzentrationen von 0,01 Promille in alkoholischen Lösungen und in Cremes sind erlaubt, aber wir meinen, daß es besser ist, ganz darauf zu verzichten, insbesondere auch, weil die Vitamin-A-Säure sich in kosmetischen Produkten sehr schnell abbauen kann. Wirkungen in der gewünschten Art können durchaus viel ungefährlicher mit Vitamin A bzw. mit Salzen der Vitamin-A-Säure, dem Vitamin-A-Palmitat oder dem Vitamin-A-Acetat erreicht werden.

Vitamin A und Vitamin-A-Palmitat

In der Kosmetik empfiehlt sich vor allem, das Vitamin-A-Palmitat einzusetzen, da es stabiler ist als Vitamin A und das Vitamin-A-Acetat. Bevor wir die Wirkung der Vitamine beschreiben, zunächst eine leichte Relativierung. Der Einsatz von Vitaminen in der Kosmetik war lange Zeit umstritten, insbesondere, weil in der Wissenschaft Skepsis herrschte, ob die Haut von außen überhaupt ernährt werden kann. Das stimmt nach neuesten Erkenntnissen nur zum Teil. Sicher ist dafür vor allem eine ausgeglichene Ernährung, insbesondere vitaminreiche und mineralstoffreiche Nahrung nötig. Daß in speziellen Situationen und in umweltbedingten Fällen jedoch auch eine äußerliche Anwendung sinnvoll sein kann, das ist mittlerweile unbestritten. Wir empfehlen, dies jedoch nicht mit dem emotionsbeladenen Schlagwort „Ernährung“, sondern ganz einfach mit dem zu benennen, was es ist, nämlich „Hautpflege“. Im Gegensatz zu früher ist heute auch unumstritten, daß einige Vitaminpräparate die Hornschranke der Haut tatsächlich durchdringen können, daß sie aber auch auf der Haut selbst schützend und bewahrend wirken (zum Beispiel durch Einfangen von Radikalen).

Bekannt ist, daß Vitamin A in der Haut die Bildung von Keratin, d.h. der Substanz, aus der vorwiegend die Hornhaut, aber auch Haare und Nägel bestehen, reguliert. Keratin ist eine Eiweißsubstanz, die sich ebenso wie das Fadenmolekül Kollagen aus Aminosäuren zusammensetzt. Im Keratin sind die einzelnen Bausteine etwas stärker vernetzt und härten mit der Zeit aus, während die Bausteine des Kollagens sich kettenförmig zu langen Fadenmolekülen zusammenschließen, die äußerst elastisch und beweglich bleiben. Beim Zusammenfügen der Kollagenbausteine spielt Vitamin A eine entscheidende Rolle.

Das Vitamin-A-Palmitat ist ein Salz der Palmitinsäure (*vgl. Abb. 28*). Palmitinsäure ist ein wichtiger Bestandteil des Kokospalmöls. In der Abbildung erkennen Sie, daß die Fettsäure direkt mit dem Vitamin-A-Molekül verbunden ist. Beide zusammen sind stabiler als reines Vitamin A, trotzdem entfaltet es die gleiche Wirkung, denn im Organismus oder unter Einwirkung der Enzyme, die sich in und auf der Haut befinden, kann das Molekül wieder in seine Einzelbestandteile gespalten werden.

Vitamin A in Kosmetikprodukten

Uns liegen mehrere Studien vor, in denen nachgewiesen wird, daß das Vitamin-A-Palmitat die Hornschranke der Haut durchdringen kann, jedenfalls konnte mehrere Stunden nach dem Auftragen eindeutig ein erhöhter Vitamin-A-Gehalt in der Hornschicht, in der Oberhaut und in der Unterhaut nachgewiesen werden. Folgende positive Wirkungen wurden bei äußerer Anwendung des Vitamin-A-Palmitats nachgewiesen:

1. Verdickung der Oberhaut
In drei unabhängigen Arbeiten konnte der Nachweis erbracht werden, daß durch Vitamin A die Oberhaut bis zu 30% verdickt wurde. Diese Befunde belegen, daß Vitamin A vor allem für die Behandlung von alternder Haut eine große Bedeutung haben kann, da diese Haut meistens durch eine Verdünnung gekennzeichnet ist.

2. Verbesserung der Zellteilung
In einer anderen wissenschaftlichen Arbeit konnte belegt werden, daß durch Vitamin A die Zellteilung ange-

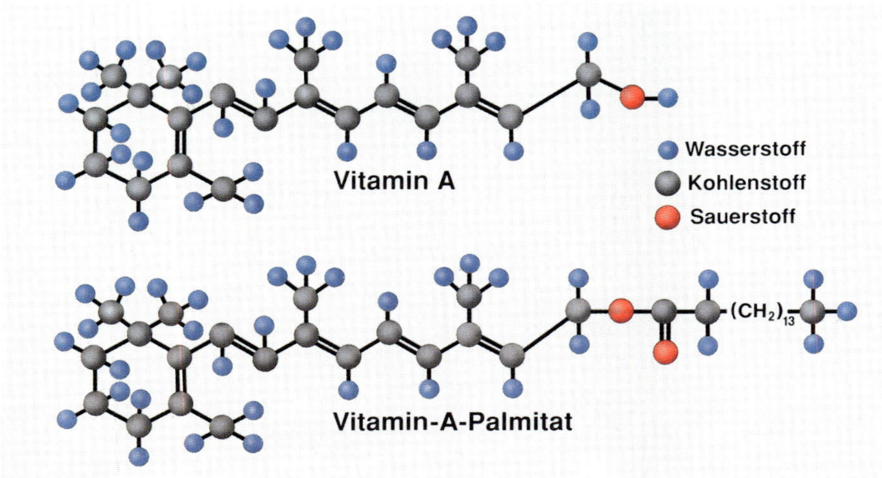

Abb. 28: Vitamin A reguliert die Bildung des Keratins in der Haut, das Haut- und Haar-Eiweiß, welches die Festigkeit der Ober- und Hornhaut garantiert. Außerdem spielt es in der Kollagensynthese, der Zusammenfügung der einzelnen Aminosäurebausteine des Kollagens zu langen Kettenmolekülen, eine entscheidende Rolle.

regt wird. Jedenfalls wurde nach Behandlung mit Vitamin A eine gesteigerte Zellbildung nachgewiesen.

3. Verringerung der Faltentiefe bei durch UV-Strahlen geschädigter Haut
Obwohl gerade bei solchen Aussagen Skepsis angebracht ist, scheint dies wirklich eine signifikante Wirkung zu sein, wie wir in Eigenversuchen über längere Zeit selbst feststellen konnten. Da in vielen Fällen die vorzeitige Alterung der Haut durch zu intensive Sonnenbäder bei ungeschützter Haut verursacht worden ist, scheint der Wirkstoff Vitamin-A-Palmitat eine echte Problemlösung darzustellen. Das Problem allerdings ist, daß selbst Vitamin-A-Palmitat, das ja erheblich stabiler als Vitamin A und Vitamin-A-Acetat ist, bestenfalls 8–14 Tage in Cremes in ausreichender Konzentration wirksam ist. Beim Selbstanrühren kann man dies natürlich beachten. Schwerer haben es da die Vitamin-A-Cremes, die als Fertigprodukte im Handel angeboten werden, denn die Stabilisierung findet auch mit chemischen Zusätzen enge zeitliche Grenzen.

4. Erhöhung des Stoffwechsels der Haut
Die alternde Haut ist unter anderem durch eine verminderte Stoffwechsel- bzw. Enzymaktivität gekennzeichnet. In mehreren Studien konnte nachgewiesen werden, daß Vitamin-A-Palmitat die Aktivität erhöht.
Die optimalsten Ergebnisse in einer Creme werden bei einer Konzentration von 5000 Einheiten/g erreicht. 1 g des reinen Vitamin-A-Palmitats enthält 1,7 Millionen Internationale Einheiten. Dies ist eine Konzentration, die viel zu hoch ist. Deshalb haben wir den Firmen, die die Hobbythek-Zutaten vertreiben, empfohlen, es im Verhältnis 1:75 zu verdünnen. Diese Substanz haben wir dann Vitamin-A-Palmitat-Öl HT genannt. Sie enthält pro Gramm genau 200 000 Einheiten. Diese runde Zahl erleichtert die Umrechnung. Ein Beispiel: Wenn Sie fachgerecht pro Gramm 5000 Einheiten in Ihrer Creme haben wollen, dann ist leicht auszurechnen, daß wir mit 1 g unseres Vitamin-A-Palmitat-öls genau 200000 geteilt durch 5000, also 40 g Creme fachgerecht dosieren können. 1 g Vitamin-A-Palmitat-Öl HT entspricht 35 Tropfen (bei kaltem, im Kühlschrank aufbewahrtem Öl), 2 g entsprechen etwa 1 Meßlöffel. In den Rezepten finden Sie jeweils die richtige Tropfenzahl.
Dieses Vitamin-A-Palmitat-Öl eignet sich, wie gesagt, nur zur äußerlichen Anwendung, da besteht keine Gefahr der Übervitaminisierung. Vor innerer Einnahme raten wir dringend ab, insbesondere Kinder und schwangere Frauen sollten dies unbedingt meiden. Wir haben deshalb die Verkaufsläden angewiesen, kindersichere Verschlüsse vorzusehen. Zum Verdünnen haben wir Erdnußöl gewählt, weil es relativ stabil ist, und zusätzlich Antiranz dazugegeben. In der Regel ist kaum mit allergischen Reaktionen auf Vitamin-A-Palmitat-Öl HT zu rechnen. Trotzdem sollten Menschen mit empfindlicher Haut vorher unseren Allergietest durchführen: Wählen Sie eine verdeckte Stelle am Innenarm und tragen Sie das Öl auf kleiner Fläche in einer

Verdünnung von 1:10 auf, d.h. 1 Tropfen Vitamin-A-Palmitat-Öl HT auf 10 Tropfen eines Pflanzenöls, von dem Sie wissen, daß Sie es gut vertragen. Wenn die Haut sich nach 24 bzw. 48 Stunden nicht rötet, dann brauchen Sie keine Befürchtungen zu haben.
Erwähnt wurde schon, daß Vitamin A gegen Zerfall relativ anfällig ist, deshalb müssen Sie es im Kühlschrank und vor allen Dingen dunkel aufbewahren und das Fläschchen stets fest verschließen.
Bleibt noch zu sagen, daß das Vitamin-A-Palmitat-Öl HT öllöslich ist und deshalb unbedingt in die Fettphase eingearbeitet werden muß (siehe *Rezepte*).

Vitamin E und Vitamin-E-Acetat

In der Natur hat das Vitamin E vor allem die Aufgabe, die Zellen und ihre empfindlichen Aufbaustoffe vor dem Angriff von aggressivem Sauerstoff zu bewahren. So ist es kein Wunder, daß es heute in großen Mengen für den „natürlichen" Schutz von Lebensmitteln, insbesondere von Fetten und Ölen, eingesetzt wird, um das gefährliche Ranzigwerden zu vermindern bzw. hinauszuzögern. Ranzigwerden heißt nichts anderes, als daß die in Öl oder Fett enthaltenen Fettsäuren durch Einwirken von Luftsauerstoff verderben. Weil die Reaktionsprodukte auf lange Sicht Krebs auslösen können, sollten Öle und Fette, die ranzig geworden sind, unbedingt weggeworfen werden, aber auch das Wegwerfen soll mit Vorsicht erfolgen: Ein wenig können Sie Ihrem Komposthaufen anvertrauen, aber nicht zuviel, sonst wird er überfordert. Den Rest müssen Sie wohl oder übel dem Mülleimer übereignen. Gießen Sie das Fett oder Öl möglichst auch nicht in den Abfluß, denn Kläranlagen verkraften es ebenfalls nur in geringen Mengen. Am besten aufgehoben ist es in der Müllverbrennung, da wird seine gespeicherte Energie, die es von der Sonne erhalten hat, wenigstens sinnvoll in Wärme umgewandelt.

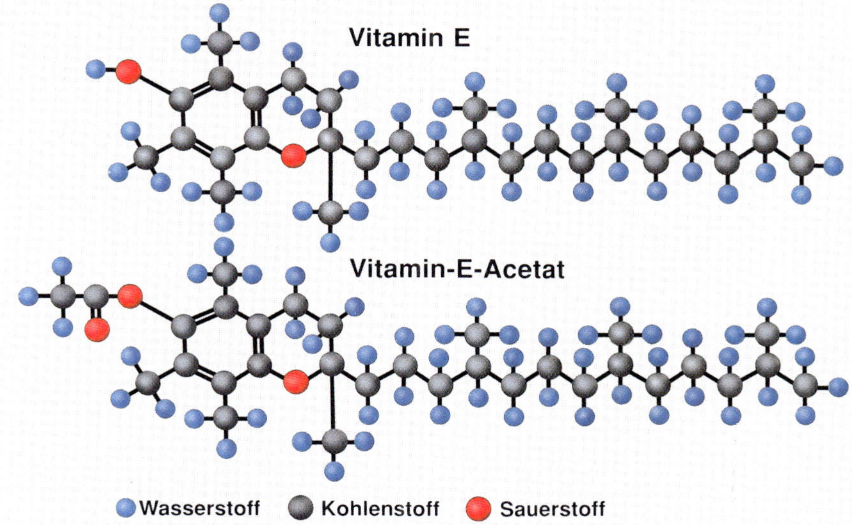

Abb. 29: Vitamin-E-Acetat ist wesentlich stabiler und hautverträglicher als reines Vitamin E.

Vitamin E, alpha-Tocopherol genannt, gibt es ebenso wie Vitamin A in verschiedenen Darreichungsformen. Wir empfehlen für kosmetische Anwendungen das Vitamin-E-Acetat. Das ist eine Verbindung von Vitamin E und einem Salz der Essigsäure. Dieses Produkt ist erheblich stabiler und hautverträglicher als reines Tocopherol, allerdings in der physiologischen Wirkung weniger aktiv. Bei oraler Einnahme wird es bei der Verdauung in Vitamin E umgesetzt. Auf die Haut aufgetragen, entfaltet es sowohl im Inneren als auch außen positive physikalische und biologische Wirkungen. Gleichzeitig verhindert es schnelles Zersetzen von auf die Haut aufgetragener Creme, und diese ist ja besonders dem im Licht gebildeten aggressiven Sauerstoff ausgesetzt.

Hier die Eigenschaften, die dem Vitamin-E-Acetat in der Kosmetik zugeschrieben werden:

1. Verbesserung der Hautoberflächenbeschaffenheit

Es konnte bewiesen werden, daß durch einen ausreichenden Vitamin-E-Acetat-Zusatz in Cremes eine bessere Glättung der Hautoberfläche erreicht wird. Dies ist allerdings kein nachhaltiger Effekt, er wirkt nur so lange, wie diese Creme regelmäßig appliziert wird. Das ist auch verständlich, denn Vitamin E oder seine Abkömmlinge, das Vitamin-E-Acetat und das Vitamin-E-Palmitat, sind keine Wundermittel, die ewig junge Haut erhalten. Der glättende Effekt ist meines Erachtens eher auf eine physikalische Wirkung zurückzuführen, die mit der folgenden Eigenschaft eng in Beziehung steht:

2. Steigerung des Feuchthaltevermögens der Hornschicht der Haut

Eine Hautcreme, die mit bis zu 5% Vitamin-E-Acetat versetzt ist, sorgt für eine wesentlich bessere Durchfeuchtung der Oberhaut. Das Wasser wird besser gespeichert, ohne daß die notwendige Transpiration (Schweißbildung) beeinträchtigt wird, wie das bei reinem Öl oder Vaseline der Fall ist. In dieser Hinsicht gleichen sich die Wirkungen des Vitamin-E-Acetats und des D-Panthenols, ja sie ergänzen sich sogar. Gleiches gilt auch für die dritte zu erwähnende positive Eigenschaft:

3. Vitamin E wirkt entzündungshemmend

Dies dokumentiert sich dadurch, daß bei gereizter bzw. leicht entzündeter Haut (z.B. verursacht durch Chemikalien oder Sonnenbestrahlung) die Rötung wesentlich schneller vermindert wird als mit Creme ohne Vitamin E. Gleichzeitig wird der mit der Entzündung stets einhergehende Temperaturanstieg an der entsprechenden Hautstelle abgeschwächt. Vitamin-E-Acetat kann auch bei unreiner Haut angezeigt sein, jedenfalls wird es häufig vom Arzt auch zur Unterstützung der Behandlung verschiedener Formen der Akne herangezogen. Sogar bei der Narbenbildung scheint es sich günstig auszuwirken. Nebenbei sei erwähnt, daß Vitamin E auch sehr gut zur Verheilung von Wunden am Zahnfleisch eingesetzt werden kann, weshalb es in gutem Mundwasser enthalten ist. Diese Wirkung hat wiederum eine Beziehung zum nächsten Effekt:

4. Vitamin-E-Acetat vermindert Zellschädigungen der Haut durch Sonnen- bzw. Sonnenbankbestrahlung

Hier wirkt sich die vorhin beschriebene Eigenschaft, Radikale einzufangen, besonders effektiv aus. UV-Strahlen stimulieren ein Enzym, das den stärkeren Abbau von Membransubstanzen der Hautzellen fördert. Dabei sind auch die durch die Strahlen gebildeten Radikale beteiligt. Mit 5% Vitamin-E-Acetat in einer Hautcreme konnte im Versuch diese Abbauaktivität etwa um 25% reduziert werden. Deshalb geht man davon aus, daß Vitamin-E-Acetat auch das durch Sonnenstrahlen bewirkte vorzeitige Altern der Haut verringern könnte. Schließlich ist noch ein letzter Effekt zu erwähnen:

5. Vitamin E verhindert Peroxidbildung von auf die Haut aufgetragenen öligen Creme-Bestandteilen

Beim Ranzigwerden entstehende Produkte können unter Umständen Allergien hervorrufen. Das gilt übrigens nicht nur für fremde Fette, sondern auch für das von unserer eigenen Haut gebildete Fett. Folge: Sonnenallergien entstehen also nicht nur durch auf die Haut aufgetragene Fremdstoffe, ganz im Gegenteil, eine gute Sonnenschutzcreme verringert die Allergiegefahr ganz erheblich. Wir haben viele Dankesbriefe von Zuschauern erhalten, die ihren Urlaub erstmals voll genießen konnten, weil sie aufgrund unserer ausgewählten Sonnenschutzcremes keine Allergie bekommen haben. Das freut natürlich die Autoren.

Wichtig bei der Komponierung einer Sonnenschutzcreme ist vor allen Dingen ein guter Sonnenfilter (*vgl. Seite 77ff.*). Interessanterweise erhöht aber auch Vitamin E diesen Effekt. Dies führt uns zum letzten erwähnenswerten Vorteil von Vitamin-E-Acetat:

6. Es besitzt einen leichten Sonnenfiltereffekt

5% Vitamin-E-Acetat in einer Creme ergeben einen Sonnenschutzfaktor von 1,5–2.

Unser Vitamin-E-Acetat HT besitzt Lebensmittelqualität. Es ist eine klare, zähflüssige Substanz und läßt sich mit dem Meßlöffel (2,5 ml) ganz gut dosieren. 2,5 ml entsprechen etwa 2,2–2,3 g Vitamin-E-Acetat. Auch Vitamin-E-Acetat sollte im Kühlschrank oder zumindest an einem kühlen, lichtgeschützten Ort aufbewahrt werden, dann hält es sich über ein Jahr ohne Wirkungsverlust. Allergiereaktionen auf Vitamin-E-Acetat sind uns nicht bekannt. Nötigenfalls können Sie selbstverständlich den Allergietest machen und dazu sogar das Vitamin-E-Acetat pur auf die Haut auftragen oder, wie gehabt, mit einem Pflanzenöl vermischt, von dem Sie sicher sind, daß Sie darauf garantiert nicht allergisch reagieren.

Gamma-Linolensäure (GLA)

Die Gamma-Linolensäure (GLA= Gamma Linolen Acid) gehört zu den sogenannten PUFAs (Polyunsaturated Fatty Acids). Auf Deutsch: mehrfach ungesättigte Fettsäuren. Das sind Fettsäuren, die sozusagen einen beweglichen Knick im langen Schwanz des Fettsäuremoleküls haben. Während bei ungesättigten Fetten die Kohlenwasserstoffkette ungestört ist (*vgl. Abbildung 30*), weist die Gamma-Linolensäure drei Stellen auf, an denen jeweils nur ein Wasserstoffatom am Kohlenstoff hängt. Die Folge: Das gesättigte Fettsäuremolekül ist starr, das ungesättigte zum Teil äußerst flexibel. Dies dokumentiert sich schon dadurch, daß gesättigte Fettsäuren einen wesentlich höheren Schmelzpunkt haben und daher zum Teil bei Normaltemperaturen fest sind. Demgegenüber sind die wichtigsten ungesättigten Fettsäuren flüssig.
Man kann sich das so vorstellen, daß die Störstellen jeweils winzigste Gelenkelemente darstellen, d. h., mehrfach ungesättigte Fettsäuren sind äußerst anpassungsfähig, sie nutzen vorhandenen Raum besser aus, was bedeutet, daß diese Fette dem Lebenselixier Wasser mehr Raum vor allem in der Zellmembran lassen. Die Zellmembran spielt bei dieser Betrachtung generell eine wichtige Rolle, weil die sogenannten Phospholipide, die die Membran bilden (vgl. Abbildung *11*, *Seite 17*), jeweils aus zwei Fettsäuren bestehen. Die Membran wird um so flexibler, je mehr Bausteine aus diesen ungesättigten Fettsäuren bestehen. Da die Flexibilität der Membran bestimmter Zellen sehr wichtig ist und unser Körper solche ungesättigten Fettsäuren nur relativ wenig synthetisieren, d. h. zusammensetzen kann, müssen wir ihm diese Fettsäuren mit der Nahrung zuführen. Es sind lebenswichtige (essentielle) Substanzen. Den Wissenschaftlern waren diese essentiellen Fettsäuren zunächst so wichtig, daß sie sie sogar zu einer Art Vitamin deklarierten, sie nannten bestimmte PUFAs folgerichtig Vitamin F. Heute sieht man dies differenzierter und schert nicht mehr alle über einen Kamm.
So weit, so gut. Bis hier ist dies Naturwissenschaft. Bei den Anwendungen der Substanz in der Kosmetik scheinen aber wieder ähnliche Denkmuster in den Köpfen der Techniker abgelaufen zu sein, wie bei vielen anderen angeblichen Wundermitteln die letztlich zum Flop wurden. GLA kommt in der Natur nur selten vor. Bei drei Pflanzen lohnt es

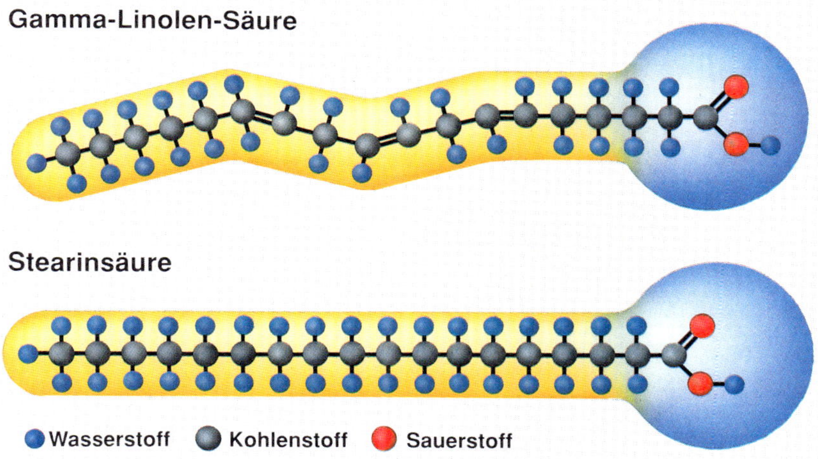

Abb. 30: Im Gegensatz zu gesättigten Fettsäuremolekülen (z.B. der Stearinsäure) sind die ungesättigten Moleküle der Gamma-Linolensäure wesentlich flexibler. Das dokumentiert sich unter anderem darin, daß die Gamma-Linolensäure bei Raumtemperatur flüssig ist, während die Stearinsäure bei gleicher Temperatur einen festen Aggregatzustand aufweist.

sich, sie zu extrahieren: Das Öl, das aus dem Samen der Nachtkerze gewonnen wird, besitzt etwa 6–9%, das aus den Kernen der Schwarzen Johannisbeere 12–18% und das aus dem Samen unserer Gewürzpflanze Borretsch gar 18–25%.
Diese Öle sind keineswegs billig, und so kann man daraus „wertvolle“, sprich teure, kosmetische Produkte herstellen. So jedenfalls das Wunschdenken der Kosmetiker. Ob die innere Wirkung auch auf die äußere Applikation in Cremes übertragen werden kann, darüber liegen uns aber allerdings viel zu wenig wissenschaftliche Belege vor, so daß wir hier Skepsis anmelden möchten.
Behauptet wird, daß durch Einsatz dieser Öle in Cremes folgende Wirkungen erzielt werden könnten:

1. Die Feuchtigkeitsregulierung der Haut soll sich verbessern

2. Die Haut soll geschmeidiger werden und sich schneller regenerieren

3. Die Gamma-Linolensäure soll eine Schutzfunktion ausüben inklusive des Einfangens von Radikalen

4. Sie soll, wie nicht anders zu erwarten, die Haut verjüngen, was wir selbstverständlich entscheidend anzweifeln.

Unabhängig davon, ob das stimmt oder nicht, wir bieten Ihnen das Öl mehr oder weniger zum Ausprobieren an. Möglicherweise finden Sie diese vermuteten Wirkungen bestätigt, und da sicherlich demnächst die Werbung auf diese Öle groß einsteigen wird, können Sie sich preiswert auf unsere Weise ein eigenes Urteil bilden, ohne teures Geld den noch teureren Fertigcremes nachzuwerfen.

Das Borretschöl HT

Wir haben nachgerechnet: Am preiswertesten erhalten Sie die Gamma-Linolensäure in Form des Borretschöls. Deswegen empfehlen wir den Läden, die die Hobbythek-Zutaten führen, dieses den Verbrauchern anzubieten. Es ist zwar auch dort nicht ganz billig, aber immerhin noch wesentlich preiswerter, als wenn Gamma-Linolen-haltige Öle in Fertigprodukten eingearbeitet sind. Beim Borretschöl ebenso wie beim Nachtkerzenöl ist es sehr wichtig, daß sie keine Pyrrolizidine enthalten. Die Qualität, die wir Borretschöl HT nennen, ist garantiert frei von diesen problematischen Pflanzenstoffen.
Das Borretschöl kommt wie die normalen Pflanzenöle in die Fettphase und kann entsprechend mit erhitzt werden, weil GLA bei diesen Temperaturen nicht beeinträchtigt wird. Bei ca. 100 g Fettphase können Sie 10–20 g des Pflanzenöls durch Borretschöl austauschen.

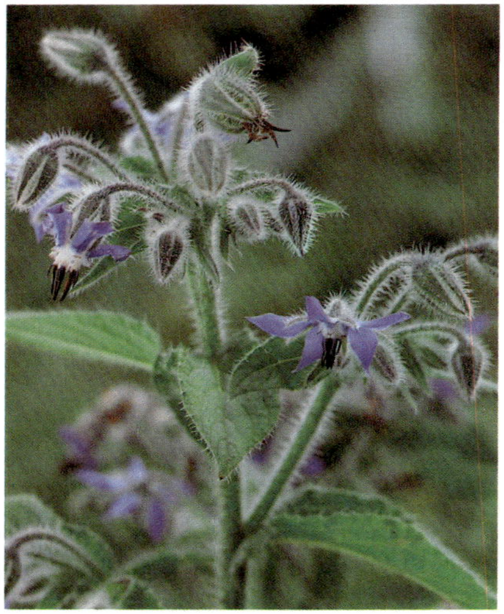

Abb. 31: Das Öl der Borretschpflanze enthält Gamma-Linolensäure.

Liposome: Der Haut auf die Membran geschaut

Liposome, je nach Firma auch Niosome genannt, waren lange Zeit das verhätschelte und gepriesene Wunderkind der Kosmetikindustrie. Mit großem Werbeaufwand stiegen vor allem große französische Konzerne recht bald ins Geschäft ein, ohne auf fundierte wissenschaftliche Ergebnisse zu warten. Sie verdienten sich mit – aus heutiger Sicht – unhaltbaren Versprechungen eine goldene Nase. Über 100 D-Mark für 30 ml Liposomen-Gel, das war keine Seltenheit.
Die Hobbythek hat dem als erste entgegengehalten und Rohstoffe zugänglich gemacht, die es auch dem Verbraucher mit kleinem Geldbeutel ermöglichten, die vermeintliche Wunderwirkung auszuprobieren. Bei unseren Rezepten kosten dann letztlich 30 ml Liposomen-Gel bestenfalls 5 D-Mark und das bei gleicher Effizienz.
Heute ist die Diskussion über dieses Thema wesentlich nüchterner geworden. Aus dem angeblichen Wundermittel entwickelte sich ein zwar immer noch exzellentes, aber wesentlich weniger aufsehenerregendes Kosmetikprodukt. Eine Revolution hat also nicht stattgefunden, aber eine gewisse Evolution ist schon abgelaufen. Liposome sind durchaus ein nützliches Mittel der Kosmetik geworden.

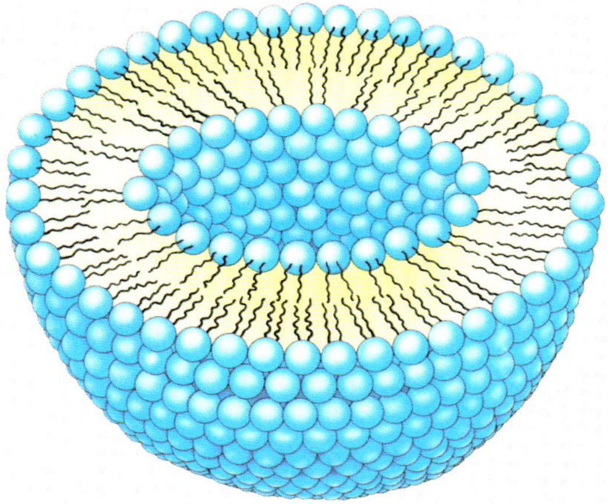

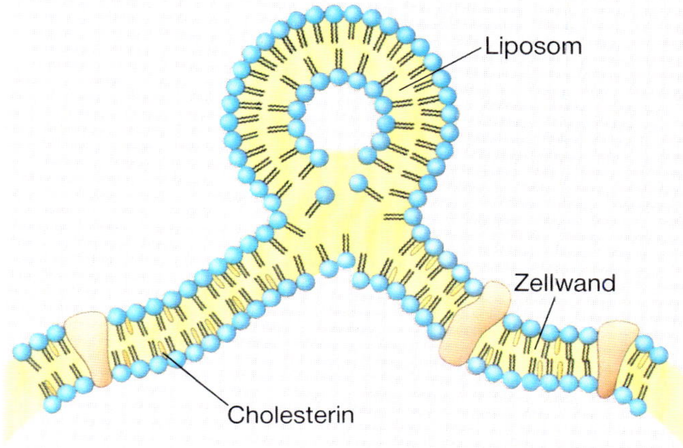

Abb. 32: (*links*): Liposomkugel, die sich durch gleichen Aufbau mit der Membran unserer Hautzellen vereinigen kann (rechts).

Für problematische und strapazierte sowie alternde Haut stellen Kosmetika mit Liposomen durchaus eine Alternative zur herkömmlichen Creme dar, denn sie haben eine nicht zu leugnende Tiefenwirkung. Liposome glätten die Haut, eine echte Verjüngung der Zellen, wie es ursprünglich behauptet wurde, findet allerdings nicht statt. Liposome sind winzige Kügelchen aus Lecithin-Bausteinen, d. h. aus Phospholipiden, aus denen vor allem die Membranen unserer Zellen, d. h. auch die unserer Haut gebildet werden. Nachweislich können Liposome die Hautschranke durchdringen und in Einzelfällen sogar mit den Membranen der Zellen fusionieren (*siehe Abb. 32*). Da die Liposome, die wir ausgewählt haben, aus Phospholipiden mit hohem Anteil mehrfach ungesättigter Fettsäuren bestehen, können sie die Hautzellen in Grenzen durchaus geschmeidiger machen. Leider funktioniert auch das nicht nachhaltig, so daß nur eine Daueranwendung Sinn hat, eine echte Verjüngung ist das also nicht. Der eigentliche Vorteil liegt darin, daß die Liposome den härtenden Cholesterinanteil der Membran etwas reduzieren können und gleichzeitig der Haut Feuchtigkeit zuführen.
In den beiden Hobbythek-Büchern „Schminken, pflegen, schönes Haar“ und „Gesundheit mit Kräutern und Essenzen“ haben wir über den Einsatz von Liposomen ausführlich geschrieben. Dort erwähnten wir auch, daß wir Konservierungsstoffe in unseren Cremes möglichst vermeiden wollten, infolgedessen haben wir uns bemüht, eine Möglichkeit zu finden, Ihnen die Liposomen-Grundsubstanzen unkonserviert zugänglich zu machen. In unserer berühmten Ampulle ist uns das gelungen. Den Wirk- und Trägerstoff haben wir Lipodermin Super genannt.

Lipodermin Super

Diese Substanz enthält 10% dermatologisch günstiger Liposome. Die Ampulle hat 5 ml Inhalt. Damit können Sie bei 1%iger Konzentration 50 ml **Antifalten-Gel**, wie wir es seinerzeit genannt haben, herstellen. Der Nachteil: Die gesamte Ampulle mußte auf einmal verarbeitet werden, weil die Liposome sonst nach dem Öffnen mit der Zeit verderben. Als Vorschlag, um unkonservierte Liposomen-Gele herzustellen, empfahlen wir Ihnen, die 50 ml in 5 Fläschchen aufzuteilen und sie bis auf eins einzufrieren. 10 ml pro Woche und Person reichen in der Regel für ein solches Liposomen-Gel aus.

Beim Anrühren und Abfüllen sollten Sie äußerst sauber und hygienisch arbeiten. Alle Gefäße und Geräte müssen vorher in kochendem Wasser ausgespült werden, damit jegliche Keime vernichtet werden. Zur Verarbeitung verwenden Sie am besten unsere Bechergläser und zum Rühren einen Glasstab. Auch das destillierte Wasser zum Verdünnen muß vorher abgekocht und anschließend wieder abgekühlt werden.
Die Zutaten werden kalt zusammengerührt. Umständliches Erwärmen, wie bei einigen anderen Cremes, entfällt. Hier zunächst die Zutaten:

5 ml (1 Ampulle) Lipodermin Super
50 ml dest. Wasser
1 Msp. Alginat HT

Dies ist das Grundrezept. Alles andere können Sie – wenn Sie wollen – zugeben, eine Notwendigkeit zusätzlicher Stoffe besteht aber nicht.

Mögliche Zutaten:

1 Msp. (1/2 Meßl.) Hyaluron HT
(lösen Sie dies vorher in ein paar Tropfen Kosmetischem Haarwasser auf, und mischen Sie es dann unter das Wasser)
1–2 Msp. Thymus-Extrakt HT
10–20 Tr. D-Panthenol 75
10–20 Tr. ätherische Öle zur Parfümierung (Lavendel, Orangenblüten, Rose, Jasmin usw.)

Und so stellen Sie das Gel her:
Öffnen Sie zunächst die Ampulle, geben Sie Lipodermin Super in das Becherglas, und fügen Sie das destillierte

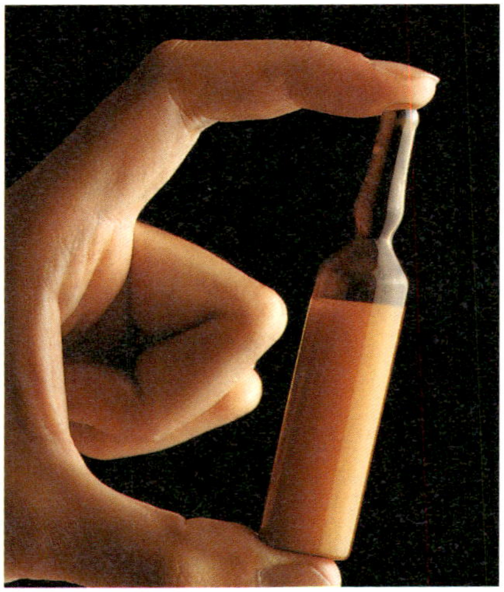

Abb. 33: Unser Lipodermin Super in der Ampulle.

Wasser hinzu. Dann kommt, sofern gewünscht, das leicht im Alkohol angelöste Hyaluron HT hinein, es sorgt bereits für eine gewisse Gelbildung. Rühren Sie dabei leicht um, bis die Mischung gelförmig wird. Wenn Sie zu dünnflüssig ist, fügen Sie noch eine Messerspitze Alginat HT hinzu, aber vorsichtig, damit das Gel nicht zu dick wird. Wenn Sie ganz auf Hyaluron HT verzichten wollen, benötigen Sie ca. 1/2 Meßl. Alginat HT. Verrühren Sie das Alginat HT klumpenfrei.
Der Verdickungsprozeß dauert etwa 2 Minuten, danach nochmals kurz umrühren. Die anderen Zutaten können Sie jederzeit unterrühren. Sollte das Gel zu dick geworden sein, können Sie es ohne weiteres noch mit etwas destilliertem Wasser verdünnen.

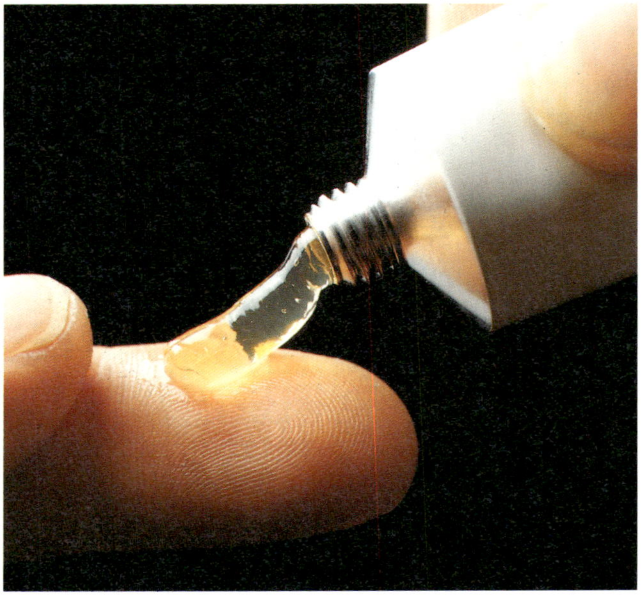

Abb. 34: Die Liposome des Lipodermin-Konzentrats bilden von sich aus ein Gel, weil sie so dicht wie möglich gepackt sind.

Füllen Sie das Gel zum Schluß in kleine Plastikfläschchen. Unkonserviert hält es sich im Kühlschrank etwa 8–14 Tage. Wir empfehlen, nur jeweils ein Fläschchen im Kühlschrank aufzubewahren und die anderen einzufrieren. Bei Bedarf nehmen Sie dann jeweils eines heraus und tauen es langsam bei Zimmertemperatur auf. Das aufgetaute Anti-Falten-Gel ist genauso wirksam wie frisch angerührt. Beachten Sie aber auch hier, daß dies dann ebenfalls zum baldigen Verbrauch bestimmt ist (8 Tage im Kühlschrank).

Lipodermin-Konzentrat

Dieser neue Grundstoff ist insofern eine echte Errungenschaft, als daß er doppelt so hoch konzentriert ist wie Lipodermin Super, d. h. 20%, und in Form einer Paste vorliegt, die mit 16% Weingeist extrem lange haltbar gemacht wurde, ganz ohne chemische Konservierungsstoffe. Die Lipodermin-Konzentrat-Paste wird in Tuben à 40 g angeboten und ist viel preiswerter als die Liposome in der Ampulle bei gleicher Wirksamkeit. Die Paste enthält außer dem Alkohol, keimfreiem Wasser und den eigentlichen Liposomen keinerlei andere Zusatzstoffe. Interessant ist, daß die Liposome von sich aus eine Art Gel bilden, weil sie so dicht wie möglich gepackt sind. Mehr prozentuale Anteile sind allein vom zur Verfügung stehenden Raum nicht mehr unterzubringen. Lipodermin-Konzentrat ist vielfältig einzusetzen.

Rezepte zu Liposomengelen finden Sie auch auf S. *65f.*

Übersicht über alle Wirkstoffe

Hier finden Sie alle wichtigen Informationen zu den beschriebenen Wirkstoffen auf einen Blick:

Wirkstoff	erwärmen bis max.	Lagerung	bereits konserviert mit
Wasserlösliche Wirkstoffe:			
Allantoinpulver	100 °C	Raumtemp.	—
Aloe-vera-10fach-Konzentrat	30 °C	Raumtemp.	Kaliumsorbat
*Aloe-vera-Pulver 1:200	30–50 °C	trocken, lichtgeschützt	—
D-Panthenol 75	65 °C	Raumtemp.	—
Elastinpulver u. Proteinpulver	70–80 °C	trocken	—
Fibrostimulin K	30 °C	Kühlschrank	Parabenen
*Hyaluron HT	ca. 40–50 °C	trocken	—
Kollagen, nativ	30 °C	Kühlschrank	Parabenen
Meristem-Extrakt	100 °C	Raumtemp.	Parabenen
Öllösliche Wirkstoffe:			
Antiranz	70–75 °C	Kühlschrank	—
Bisabolol	40 °C	Raumtemp.	—
Borretschöl HT	75 °C	evtl. Kühlschrank	—
Fluidlecithin Cm	ca. 85 °C	Raumtemp.	—
Fluidlecithin Super	ca. 85 °C	Raumtemp.	—
Vitamin-A-Palmitat-Öl HT	40 °	Kühlschrank, lichtgeschützt	—
Vitamin-E-Acetat	70–75 °C	Kühlschrank	—
Liposome:			
Lipodermin Super (Ampulle)	30 °C	Kühlschrank	(steril abgefüllt)
Lipodermin-Konzentrat (Tube)	30 °C	Raumtemp.	16% Ethanol
UV-Filter (*vgl. Seite 77ff.*)			
SoFiO	80 °C	trocken	—
SoFiW 50%	100 °C	Raumtemp.	—
SoFiO Super	120–130 °C	trocken	—
SoFiTix	über 100 °C	trocken	—

* Aloe-vera-Pulver und Hyaluronsäure werden jeweils mit einigen Tropfen Alkohol (kosmetisches Haarwasser) und 1–2 g dest. Wasser verrührt. Dieses Gel wird der Emulsion zugegeben.

Jetzt darf gemixt werden

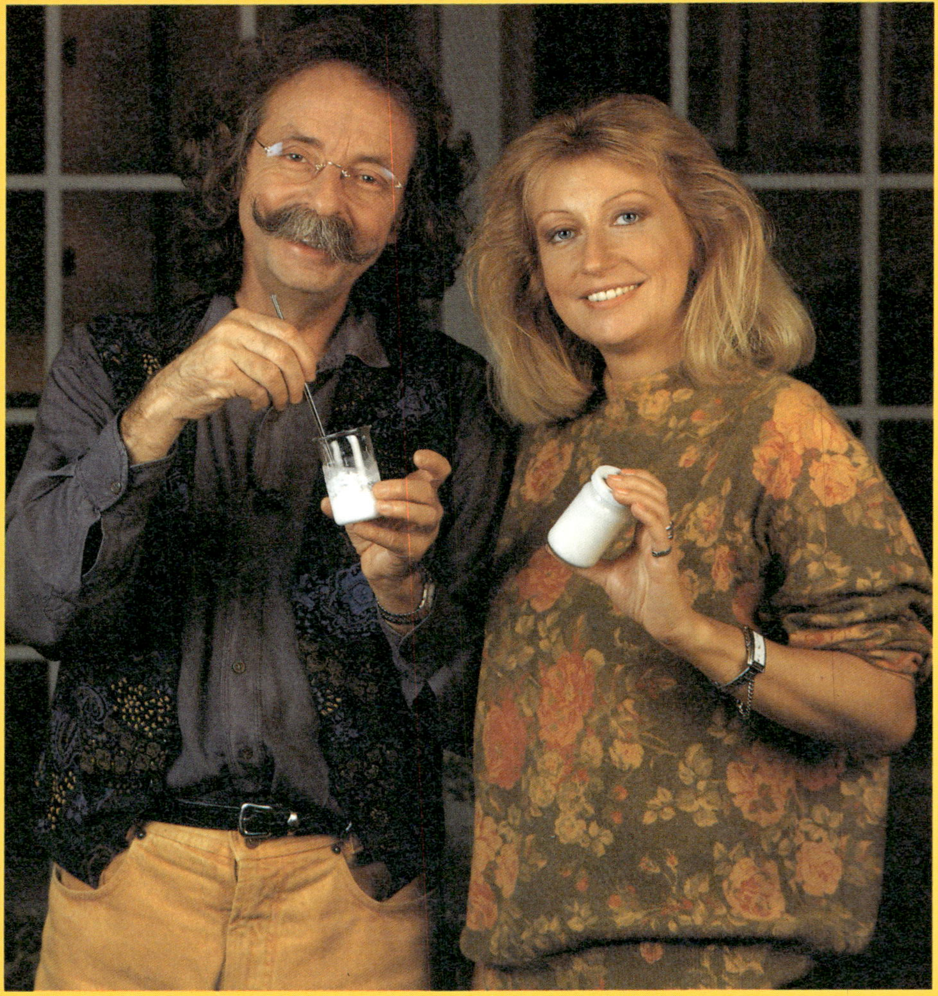

Cremes und Lotionen

Um Ihnen die Zubereitung so einfach wie möglich zu machen, haben wir unsere Rezepte in der Regel folgendermaßen aufgeteilt:
Als erstes geben wir die Zutaten für die Fettphase gesondert an. Alles über die Herstellung der Fettphase lesen Sie ab Seite *19f.*. Wenn Sie frisches Pflanzenöl kaufen, geben Sie auf jeden Fall immer sofort Antiranz (*vgl. Seite 28f.*) in die Ölflasche, und zwar 0,05–0,2%, d.h. auf 100 ml Öl 4 Tr. Antiranz (0,1%), auf 1 l Öl also 40 Tr. (1 g) Antiranz.
Wenn in der Fettphase 10 g Tegomuls und 10 g Lamecreme gemischt sind, können sie auch ausgetauscht werden durch 20 g Lamecreme, allerdings nur bei diesem Mischungsverhältnis.
Fluidlecithin Super und Cm lassen sich nicht ohne weiteres untereinander austauschen, sonst kann Schleimigkeit entstehen. Fluidlecithin Super wird meist geringer dosiert als Fluidlecithin Cm.
Fettphasen mit unserem neuen W/O-Emulgator Emulsan (*vgl. Seite 23*), der gleichzeitig auch Feuchtigkeitswirkstoff ist, sollten nicht verändert werden, sonst leidet die Qualität der Emulsion.
Das Anrühren der Creme ist mit Emulsan nicht ganz so spielend leicht wie mit Lamecreme und Tegomuls. Deshalb empfehlen wir die beiden letztgenannten für den Einstieg.
Die Rezepte für die fertigen Cremes sind in der Regel aufgeteilt in die drei Phasen a), b) und c), wobei Sie unter a) alles finden, was zur Fettphase gehört, unter b) die Wasserphase und unter c) die zusätzlichen Wirkstoffe.
Fast alle Fettphasen lassen sich auch nur mit destilliertem Wasser – ohne zusätzliche Wirkstoffe – zu einer stabilen Emulsion anrühren, die auch hautpflegende Eigenschaften hat. Besonders die ersten Versuche können Sie durchaus auch ohne teure Wirkstoffe machen. Wir hoffen, daß Sie von den Ergebnissen genauso begeistert sein werden wie wir.

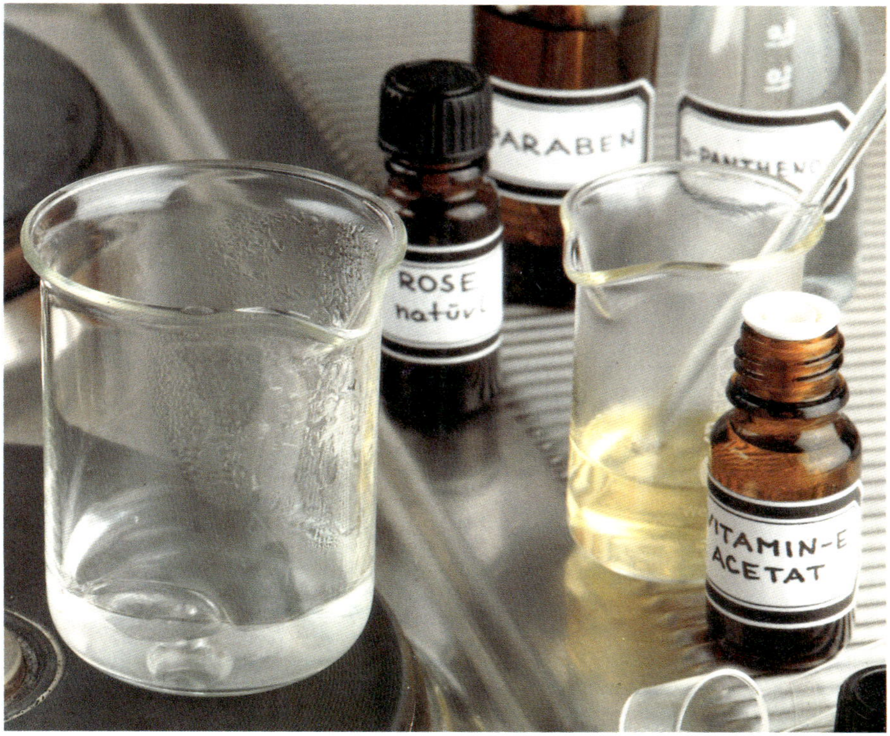

Abb. 36: Alles, was Sie zur Zubereitung einer Creme oder Lotion brauchen: die Fettphase, die Wasserphase und die zusätzlichen Wirkstoffe.

Für die fettige Haut

Tagescremes

Tagescreme für empfindliche und irritierte Haut

Fettphase:

22 g	Tegomuls
3 g	Ceralan oder Bienenwachs
65 g	Erdnußöl

Fertige Creme (ca. 40 g):

a)	10 g Fettphase ½ Meßl. (1 g) Vitamin-E-Acetat
b)	30 g dest. Wasser
c)	¼ Meßl. D-Panthenol 75 36 Tr. (2 g) Meristem-Extrakt evtl. 10 Tr. (0,4 g) Bisabolol evtl. Parfüm 4 Tr. Paraben K

Die Fettphase bei niedriger Temperatur langsam im feuerfesten Becherglas schmelzen, dann in einem Schraubglas mit Vitamin-E-Acetat mischen und heißes Wasser (80–90 °C) dazugießen. Danach kräftig schütteln, damit sich die Emulsion bildet. Stehenlassen zum Abkühlen, eventuell zwischendurch nochmal schütteln. Bei Handwärme (30 °C), die Wirkstoffe c) nacheinander unterrühren. Bei empfindlicher Haut eventuell auf Parfüm ganz verzichten oder vorher einen Allergietest machen (*vgl. Seite 27*). Durch den Meristem-Extrakt wird die Creme leicht bräunlich gefärbt.

Feuchtigkeitscreme mit Aloe vera

Auch für unreine Haut

Fettphase:

25 g	Tegomuls
5 g	Sheabutter
70 g	Mandel- oder Macadamianußöl

Fertige Creme (ca. 50 g)

a)	10 g Fettphase ½ Meßl. Vitamin-E-Acetat
b)	35 g dest. Wasser
c)	⅓ Meßl. (1 g) D-Panthenol 75 1 Msp. Aloe-vera-Pulver 3 Tr. Parfüm 5 Tr. Paraben K

Die Fettphase bei niedriger Temperatur langsam im feuerfesten Becherglas schmelzen und dann in einem Schraubgläschen mit Vitamin-E-Acetat mischen. Mit heißem (80 °C) Wasser übergießen. Danach kräftig schütteln, damit sich die Emulsion bildet. Stehenlassen zum Abkühlen, eventuell zwischendurch noch mal schütteln. Bei Handwärme (30 °C), die Wirkstoffe c) nacheinander unterrühren. Das Aloe-vera-Pulver vorher im Löffel mit ein paar Tropfen Kosmetischem Haarwasser verrühren.

Es entsteht eine softige weiße Creme, die nicht fettend wirkt.

Leichte, adstringierende Tagescreme

Fettphase:

20 g	Lamecreme
5 g	Walratersatz
2 g	(1 knapper Meßl.) Fluidlecithin Super
60 g	Erdnuß- oder Avocadoöl

Fertige Creme (ca. 40 g)

a)	10 g Fettphase ½ Meßl. Vitamin-E-Acetat
b)	30 g dest. Wasser
c)	¼ Meßl. D-Panthenol 75 ½ Meßl. Hamamelistinktur 10 Tr. (0,4 g) Bisabolol 2–3 Tr. Parfüm 5 Tr. Paraben K

Die Fettphase bei niedriger Temperatur langsam im feuerfesten Becherglas schmelzen und dann in einem Schraubgläschen mit Vitamin-E-Acetat mischen, heißes Wasser (80 °C) dazugießen. Danach kräftig schütteln, damit sich die Emulsion bildet. Stehenlassen zum Abkühlen, eventuell zwischendurch nochmals schütteln. Bei Handwärme (30 °C), die Wirkstoffe c) nacheinander unterrühren.

Hamamelistinktur gibt es zu kaufen, man kann sie aber auch selbst ansetzen. Wie, ist im Hobbythek-Buch „Gesundheit mit Kräutern und Essenzen" ausführlich beschrieben.

Die Creme bekommt von der Hamamelistinktur eine schöne grünliche Färbung.

Leichte Tagescreme für besonders fettige Haut

Fettphase:

15 g	Tegomuls
5 g	Lamecreme
70 g	Erdnuß- oder Mandelöl

Fertige Creme (ca. 50 g):

a)	10 g Fettphase evtl. 1 Msp. (0,1 g) Kieselsäure
b)	40 g dest. Wasser
c)	½ Meßl. D-Panthenol 75 10 Tr. Meristem-Extrakt 2–3 Tr. Parfüm 5 Tr. Paraben K

10 g kalte Fettphase in ein verschließbares Gläschen geben, heißes (80–90 °C) Wasser dazugießen. Danach

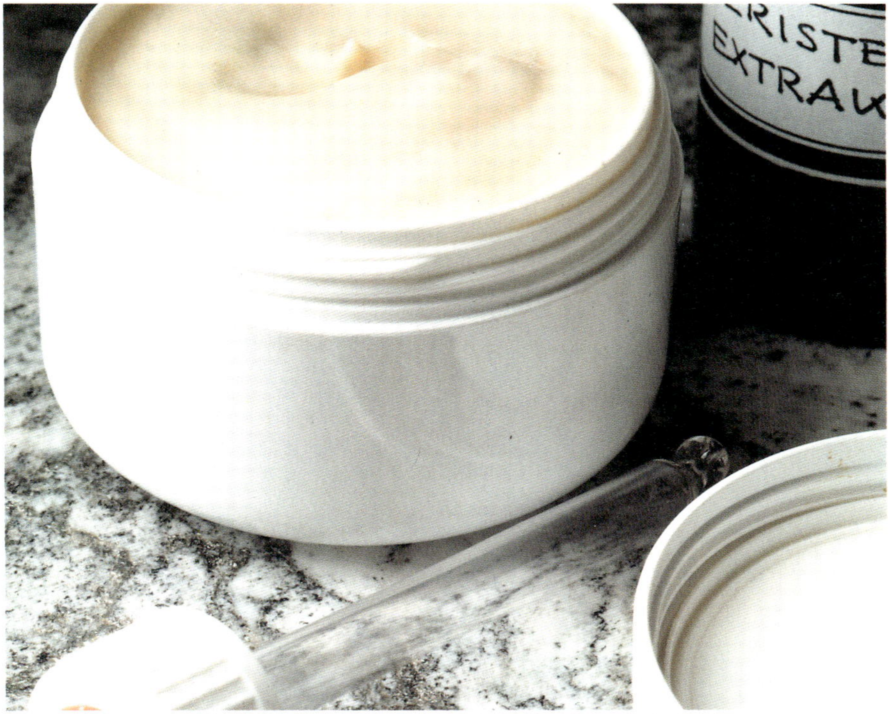

Abb. 37: Creme mit Meristem-Extrakt hat immer eine leicht bräunliche Farbe.

kräftig schütteln, damit sich die Emulsion bildet. Stehenlassen zum Abkühlen, eventuell zwischendurch noch mal schütteln. Bei Handwärme (30 °C) die Wirkstoffe c) nacheinander unterrühren.
Die Creme wird durch den Meristem-Extrakt leicht bräunlich.

Gel für besonders fettige Haut

Dies ist eine optimale Hautpflege für den Tag, für alle, die kein Fett auftragen möchten, sondern nur Wirkstoffe und Pflegesubstanzen.

a) 5 g Kosmetisches Haarwasser D 95 % oder Hamamelistinktur
1 Meßl. Alginat HT

b) 20 Tr. Meristem-Extrakt
1/2 Meßl. D-Panthenol 75
evtl. 1/2 Meßl. Aloe-vera-10fach-Konzentrat, wenn nicht, dann
1 Tr. Kalweg
80 g dest. Wasser
5 Tr. wasserlösliches Parfüm
10 Tr. Kaliumsorbat oder Paraben K

Kosmetisches Haarwasser und Alginat vermischen. Alle restlichen wasserlöslichen Zutaten b) mischen. Phase a) und b) zusammengießen und schütteln. Es bildet sich sofort ein Gel.

Getönte Tagescreme

Fettphase:

20 g Tegomuls
5 g Walratersatz
70 g Erdnußöl

Fertige Creme (ca. 40 g):

a) 10 g Fettphase
1–2 g Pigmentpaste
1 Msp. Alginat HT

b) 30 g dest. Wasser

c) 1/4 Meßl. D-Panthenol 75
2 Tr. Parfüm
4 Tr. Paraben K

10 g der kalten Fettphase mit der Pigmentpaste (*vgl. Seite 66ff.*) langsam schmelzen, Alginat unterrühren und kochendes Wasser dazugießen. Danach kräftig schütteln, damit sich die Emulsion bildet. Stehenlassen zum Abkühlen, eventuell zwischendurch noch mal schütteln. Bei Handwärme (30 °C) Parfüm und Konservierung unterrühren.
Wenn mehr Pigmentpaste zugefügt wird, entsteht ein Make-up. Rezepte dazu finden Sie im Hobbythek-Buch „Schminken, pflegen, schönes Haar“.

Nachtcremes für fettige Haut

Nachtcreme für empfindliche Haut

Fettphase:

20 g	Tegomuls
5 g	Sheabutter
5 g	Bienenwachs
70 g	Erdnuß- oder Macadamianußöl

Fertige Creme (ca. 50 g):

a)	10 g Fettphase
b)	40 g dest. Wasser
c)	30 Tr. Meristem-Extrakt 10 Tr. (0,4 g) Bisabolol 1/2 Meßl. D-Panthenol 75 3 Tr. Parfüm 6 Tr. Paraben K

10 g kalte Fettphase in ein verschließbares Gläschen geben, kochendes Wasser dazugießen. Danach kräftig schütteln, damit sich die Emulsion bildet. Stehenlassen zum Abkühlen, eventuell zwischendurch noch mal schütteln. Bei Handwärme (30 °C) die Wirkstoffe c) nacheinander unterrühren.

Feuchtigkeitscreme für die Nacht

Fettphase:

20 g	Lamecreme
5 g	Walratersatz oder Bienenwachs
2 g	(1 knapper Meßl.) Fluidlecithin Super
60 g	Erdnuß- oder Sesamöl

Fertige Creme (ca. 40 g):

a)	10 g Fettphase
b)	30 g dest. Wasser
c)	1/2 Meßl. D-Panthenol 75 1 Meßl. Aloe-vera-10fach-Konzentrat 2–3 Tr. Parfüm 4–5 Tr. Paraben K

10 g kalte Fettphase in ein verschließbares Gläschen geben, kochendes Wasser dazugießen. Danach kräftig schütteln, damit sich die Emulsion bildet. Stehenlassen zum Abkühlen, eventuell zwischendurch noch mal schütteln. Bei Handwärme (30 °C) Wirkstoffe c) nacheinander unterrühren.

Antifalten- und Feuchtigkeitscreme für fettige Haut

Fettphase:

15 g	Tegomuls
5 g	Lamecreme
65 g	Soja- oder Macadamianußöl

Fertige Creme (ca. 40 g):

a)	10 g Fettphase 1/2 Meßl. Vitamin-E-Acetat
b)	25 g dest. Wasser
c)	20 Tr. Fibrostimulin K 1 Msp. Hyaluron HT in 1 Meßl. dest. Wasser 2–3 Tr. Parfüm 4 Tr. Paraben K

Die Fettphase bei niedriger Temperatur langsam schmelzen, in einem verschließbaren Gläschen mit Vitamin-E-Acetat vermischen und heißes (80–90 °C) Wasser dazugießen. Dann kräftig schütteln, damit sich die Emulsion bildet. Stehenlassen zum Abkühlen, eventuell zwischendurch noch mal schütteln. Bei Handwärme (30 °C), die Wirkstoffe c) nacheinander unterrühren. Die Hyaluronsäure zunächst im Meßlöffel mit einigen Tropfen Kosmetischem Haarwasser mischen und dann mit 1–2 g destilliertem Wasser verrühren.
Es entsteht eine relativ feste weiße Creme, die sehr angenehm auf der Haut ist.

Nachtcreme mit Vitaminen

Für unreine Haut, die zu Entzündungen neigt

Fettphase:

20 g	Lamecreme
2 g	Bienenwachs
65 g	Soja- oder Mandelöl

Fertige Creme (ca. 50 g):

a)	10 g Fettphase 1/2 Meßl. Vitamin-E-Acetat 1 Msp. Alginat HT
b)	30 g dest. Wasser 1 Msp. Allantoin
c)	1/2 Meßl. (1,5 g) D-Panthenol 75 35 Tr. (1 g) Vitamin-A-Palmitat-Öl HT evtl. 3 Tr. Parfüm 5 Tr. Paraben K

Die Fettphase bei niedriger Temperatur langsam im feuerfesten Becherglas schmelzen und dann in einem Schraubgläschen mit Vitamin-E-Acetat

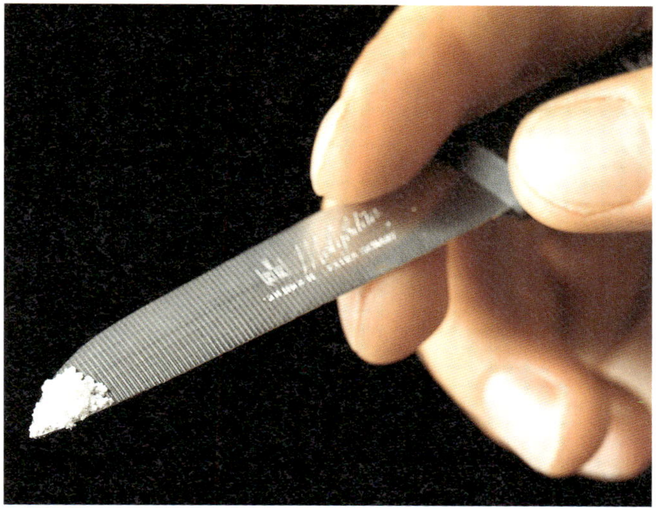

Abb. 38: Von unserem Hyaluron HT brauchen Sie in der Regel nur eine Messerspitze (1 Msp.) voll.

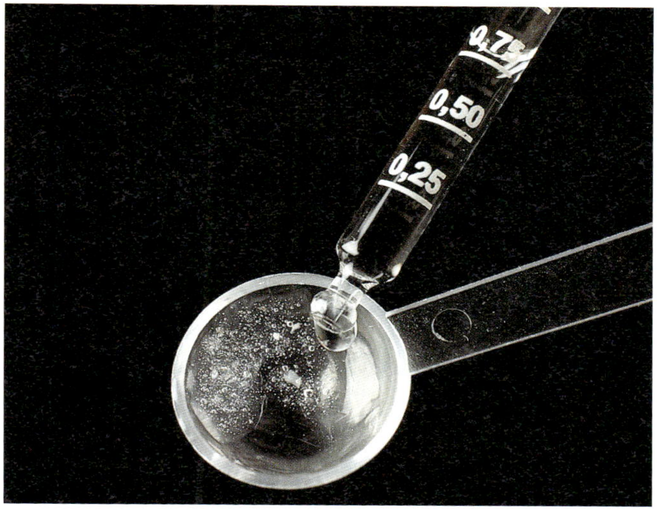

Abb. 39: Hyaluron HT wird zunächst im Meßlöffel mit einigen Tropfen Alkohol (Kosmetisches Haarwasser D 95%) gemischt und dann mit 1–2 g destilliertem Wasser verrührt. So bilden die Kristalle ein klümpchenfreies Gel.

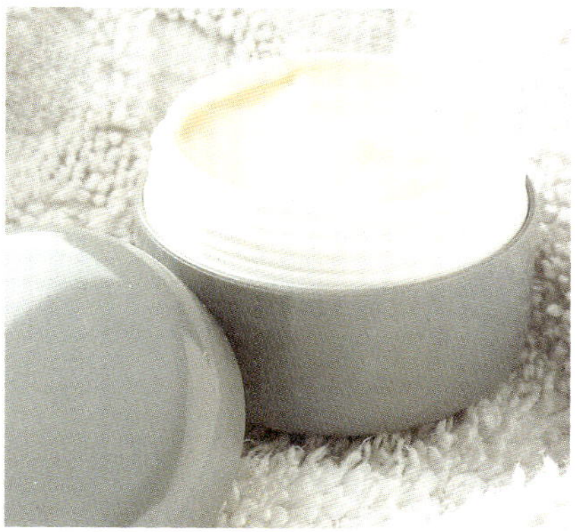

Abb. 40: Emulsionen mit Vitamin A müssen lichtgeschützt aufbewahrt werden, deshalb sollten sie nicht in ein Glastöpfchen abgefüllt werden.

mischen. Allantoin im heißen Wasser lösen und dazugießen. Danach kräftig schütteln, damit sich die Emulsion bildet. Stehenlassen zum Abkühlen, eventuell zwischendurch noch mal schütteln. Bei Handwärme (30 °C) die Wirkstoffe c) nacheinander unterrühren.
Vitamin-A-Creme lichtgeschützt aufbewahren, also nicht im Glas.

Kollagen-Nachtcreme

Fettphase:

20 g	Tegomuls
2 g	Fluidlecithin Super
70 g	Mandel- oder Avocadoöl

Fertige Creme (ca. 40 g):

a)	10 g Fettphase
b)	30 g dest. Wasser 1 Msp. Allantoin
c)	10 Tr. (0,4 g) Bisabolol 1 Meßl. natives Kollagen 2 Tr. Parfüm 5 Tr. Paraben K

Allantoin im kochenden Wasser lösen und auf die kalte Fettphase gießen. Danach kräftig schütteln, damit sich die Emulsion bildet. Stehenlassen zum Abkühlen, eventuell zwischendurch noch mal schütteln. Bei Handwärme (30 °C) Wirkstoffe c) nacheinander unterrühren.

Liposomen-Nachtcreme

Fettphase:

20 g	Lamecreme
5 g	Walratersatz
60 g	Erdnuß- oder Jojobaöl

Fertige Creme (ca. 40 g):

a)	10 g Fettphase
b)	20–25 g dest. Wasser 1 Msp. Allantoin
c)	3–6 g (1–2 Meßl.) Lipodermin-Konzentrat 1/2 Meßl. D-Panthenol 75 2 Tr. Parfüm 5 Tr. Paraben K

Allantoin im kochenden Wasser lösen und auf die kalte Fettphase gießen. Danach kräftig schütteln, damit sich die Emulsion bildet. Stehenlassen zum Abkühlen, eventuell zwischendurch noch mal schütteln. Das Liposomen-Konzentrat in ein sehr sauberes Gläschen geben (*vgl. Seite 43 f.*) und mit D-Panthenol mischen. Bei Handwärme (30 °C) zuerst die Lipodermin-Mischung unterrühren, dann erst Parfüm und Konservierung zugeben.
Wer auf Konservierungsstoffe ganz verzichten möchte, kann seine Creme auch portionsweise einfrieren (*vgl. Seite 26*).

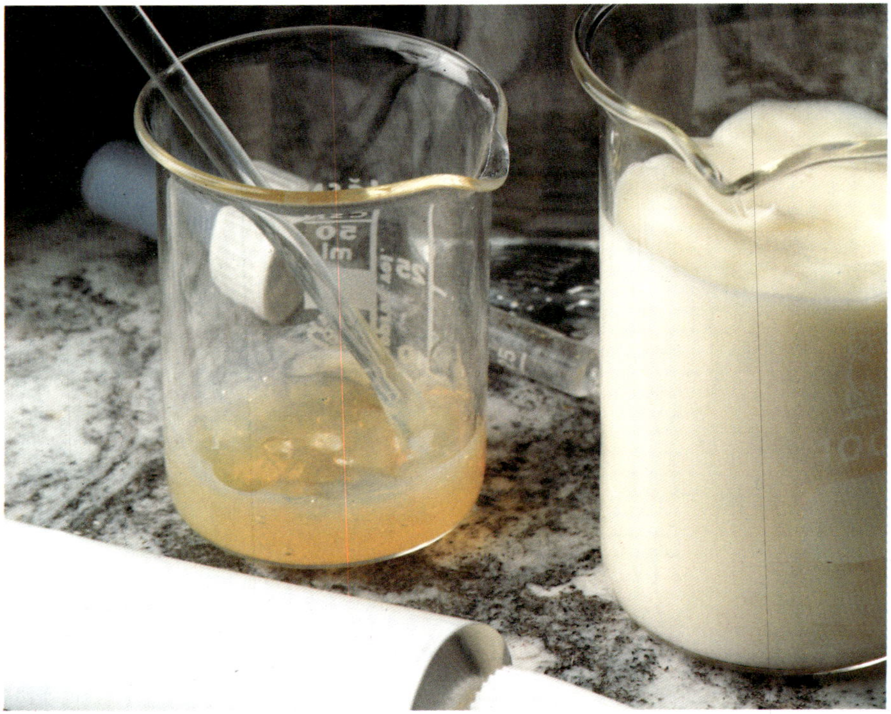

Abb. 41: Lipodermin-Konzentrat und D-Panthenol werden gesondert vermischt und zur handwarmen Emulsion gegeben. Danach können die übrigen Wirkstoffe zugegeben werden.

Bodylotion für fettige Haut

Besonders leichte Bodylotion

Fettphase:

15 g	Tegomuls
5 g	Lamecreme
70 g	Erdnuß- oder Sesamöl

Fertige Milch (ca. 120 g):

a)	20 g Fettphase
b)	100 g dest. Wasser
c)	1/2 Meßl. D-Panthenol 75 1 Msp. Aloe-vera-Pulver 4–5 Tr. Parfüm 12 Tr. Paraben K

20 g kalte Fettphase in ein verschließbares Gläschen geben, heißes Wasser dazugießen. Danach kräftig schütteln, damit sich die Emulsion bildet. Stehenlassen zum Abkühlen, eventuell zwischendurch noch mal schütteln. Bei Handwärme (30 °C) Wirkstoffe c) nacheinander unterrühren. Das Aloe-vera-

Pulver zunächst mit einigen Tropfen Alkohol mischen, dann erst zufügen. Wenn Sie kein Aloe-vera-Pulver verwenden möchten, können Sie 1/2 Meßl. Alginat in die Fettphase geben, das hält auch etwas die Feuchtigkeit auf der Haut.

Sahnige Körpermilch mit Bisabolol

Fettphase:

20 g	Tegomuls
85 g	Erdnuß- oder Macadamianußöl
1 g	(1/2 Meßl.) Fluidlecithin Super oder
2–3 g	Sheabutter

Fertige Milch (ca. 100 g):

a)	20 g Fettphase
b)	80 g dest. Wasser 1/4 Meßl. Allantoin
c)	20 Tr. (0,8 g) Bisabolol 3–5 Tr. Parfüm 10 Tr. Paraben K

Die kalte Fettphase in ein verschließbares Gläschen geben, Allantoin ins heiße Wasser (80 °C) geben und dazugießen. Danach kräftig schütteln, damit sich die Emulsion bildet. Stehenlassen zum Abkühlen, eventuell zwischendurch noch mal schütteln. Bei Handwärme (30 °C) Wirkstoffe c) nacheinander unterrühren.
Allantoin ist die Wirksubstanz aus dem Beinwell (*vgl. Seite 28*), Bisabolol der Hauptwirkstoff der Kamille.
Wenn Sie weder Fluidlecithin Super noch Sheabutter zur Fettphase geben möchten, nehmen Sie einfach 2–3 g mehr Öl.

Blütenweiße Lotion

Fettphase:

20 g	Lamecreme
2 g	(1 knapper Meßl.) Fluidlecithin Super
70 g	Sonnenblumen- oder Mandelöl

Fertige Milch (ca. 100 g):

a)	20 g Fettphase
b)	80 g dest. Wasser
c)	1 Meßl. D-Panthenol 75 3–5 Tr. Parfüm 10 Tr. Paraben K

Die kalte Fettphase in ein verschließbares Gläschen geben, heißes Wasser dazugießen. Danach kräftig schütteln, damit sich die Emulsion bildet. Stehenlassen zum Abkühlen, eventuell zwischendurch noch mal schütteln. Bei Handwärme (30 °C) Wirkstoffe c) nacheinander unterrühren.

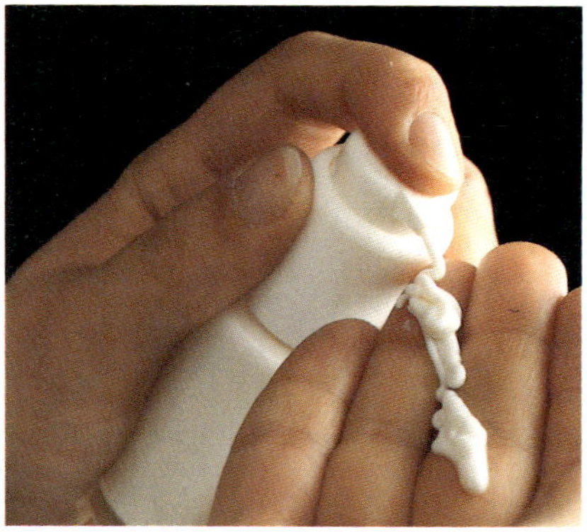

Abb. 42: Unsere blütenweiße Körperlotion läßt sich besonders angenehm aus einem Pumpspender entnehmen.

Leichte Lotion mit natürlichem Lecithin

Ein einfaches neues Rezept

a)	12 g Pflanzenöl 1 g Fluidlecithin Cm 2 g Ceralan oder Bienenwachs 1 Meßl. Alginat HT
b)	80 g dest. Wasser 1/2 Meßl. D-Panthenol 75
c)	5 Tr. Parfüm 10 Tr. Paraben K

Öl, Lecithin und Ceralan erwärmen und schmelzen, Alginat unterrühren. Wasser erwärmen, D-Panthenol zufügen und mit Phase a) zusammen kräftig schütteln. Zum Schluß Parfüm und Konservierung zugeben.
Eine interessante Lotion, fast ganz ohne Emulgator hergestellt – nur 1 g Fluidlecithin Cm, unser natürlicher Emulgator, ist enthalten. Sollte sich am Boden etwas absetzen, einfach zwischendurch ab und zu schütteln.

Für die normale Haut

Tagescremes

Tagescreme für empfindliche Haut

Fettphase:

20 g	Tegomuls
70 g	Ednuß- oder Mandelöl

Fertige Creme (ca. 40 g):

a) 10 g Fettphase

b) 30 g dest. Wasser

c) 1/4 Meßl. D-Panthenol 75
8 Tr. (0,4 g) Meristem-Extrakt
2 Tr. Parfüm
4 Tr. Paraben K

Die kalte Fettphase in ein verschließbares Gläschen geben und heißes bis kochendes Wasser dazugießen. Danach kräftig schütteln, damit sich die Emulsion bildet. Stehenlassen zum Abkühlen, eventuell zwischendurch noch mal schütteln. Bei Handwärme (30 °C) die Wirkstoffe c) nacheinander unterrühren.

Vitamincreme für die reife Haut
Auch für unreine Haut geeignet

Fettphase:

20 g Tegomuls
5 g Kakaobutter
5 g Sheabutter
60 g Soja- oder Avocadoöl

Fertige Creme (ca. 30 g):

a) 10 g Fettphase
1/2 Meßl. Vitamin-E-Acetat

b) 20 g dest. Wasser

c) 1/4 Meßl. D-Panthenol 75
25 Tr. Vitamin-A-Palmitat-Öl HT
2–3 Tr. Parfüm
4 Tr. Paraben K

Die Fettphase bei niedriger Temperatur langsam schmelzen, in einem verschließbaren Gläschen mit Vitamin-E-Acetat vermischen und heißes (ca. 85 °C) Wasser dazugießen. Dann kräftig schütteln, damit sich die Emulsion bildet. Stehenlassen zum Abkühlen, eventuell zwischendurch noch mal schütteln. Bei Handwärme (30 °C), die Wirkstoffe c) nacheinander unterrühren. Es entsteht eine glatte Creme. Cremes mit Vitamin A müssen lichtgeschützt aufbewahrt werden.

Feuchtigkeitscreme mit Antifaltenwirkstoffen

Fettphase:

20 g Lamecreme
5 g Walratersatz
2 g Fluidlecithin Super
60 g Mandel- oder Macadamianußöl

Fertige Creme (ca. 40 g):

a) 10 g Fettphase
1/4 Meßl. Vitamin-E-Acetat

b) 30 g dest. Wasser

c) 15 Tr. Fibrostimulin K
1 Msp. Hyaluron HT in 1 Meßl. dest. Wasser
2–3 Tr. Parfüm
5 Tr. Paraben K

Die Fettphase bei niedriger Temperatur langsam schmelzen, in einem verschließbaren Gläschen mit Vitamin-E-Acetat vermischen und heißes Wasser dazugießen. Dann kräftig schütteln, damit sich die Emulsion bildet. Stehenlassen zum Abkühlen, eventuell zwischendurch noch mal schütteln. Bei Handwärme (30 °C) die Wirkstoffe c) nacheinander unterrühren. Die Hyaluronsäure zunächst im Meßlöffel mit einigen Tropfen Kosmetischem Haarwasser mischen und dann mit 1–2 g destilliertem Wasser verrühren.
Die Creme ist sehr weich und angenehm auf der Haut, wie alle Emulsionen mit Hyaluronsäure.

Liposomencreme für den Tag

Fettphase:

20 g Lamecreme
3 g Walratersatz
65 g Mandel- oder Avocadoöl

Fertige Creme (ca. 40 g):

a) 10 g Fettphase
1/2 Meßl. (1 g) Vitamin-E-Acetat

b) 20 g dest. Wasser

c) 1/3 Meßl. (1 g) D-Panthenol 75
4 g (1 geh. Meßl.) Lipodermin-Konzentrat
2 Tr. Parfüm
4 Tr. Paraben K

Die Fettphase bei niedriger Temperatur langsam im feuerfesten Becherglas schmelzen und dann in einem Schraubgläschen mit Vitamin-E-Acetat mischen und heißes (ca. 85 °C) Wasser dazugießen. Danach kräftig schütteln, damit sich die Emulsion bildet. Stehenlassen zum Abkühlen, eventuell zwischendurch noch mal schütteln. Das Lipodermin-Konzentrat in ein sehr sauberes Gläschen geben (*vgl. Seite 44*) und mit D-Panthenol mischen. Bei Handwärme (30 °C) zuerst die Lipodermin-Mischung unterrühren, dann erst Parfüm und Konservierung zugeben. Wer auf Konservierungsstoffe ganz verzichten möchte, kann seine Creme auch portionsweise einfrieren (*vgl. Seite 26*).

Einfache Lecithincreme

Kalt herzustellen, besonders vielseitig einzusetzen

a)	5–10 g Fluidlecithin Super 10–30 g Avocadoöl 3/4 Meßl. PN 73
b)	80 g dest. Wasser
c)	3–5 Tr. Parfüm 10 Tr. Paraben K

Diese Creme kann kalt hergestellt werden. Lecithin, Öl und Alginat gründlich vermischen, dann das Wasser zugeben und schütteln. Alle Zutaten müssen gute Raumtemperatur haben. Sollte sich das Lecithin nicht gut verteilen, so hilft leichtes Erwärmen. PN 73 ist unser bewährter Gelbildner aus synthetischen Polymeren. Er ist nicht allergen (siehe Hobbythek-Buch „Schminken, pflegen, schönes Haar" *Seite 69*). Der Gelbildner PN 73 bricht häufig, wenn er mit Wirkstoffen in Berührung kommt. Das gleiche passiert, wenn er auf die Haut aufgetragen wird, die Creme verflüssigt sich dann.

Getönte Tagescreme

Fettphase:

20 g	Lamecreme
1 g	Fluidlecithin Cm
70 g	Erdnußöl

Fertige Creme (ca. 30 g):

a)	10 g Fettphase 1–2 g Pigmentpaste 1 Msp. Alginat HT
b)	20 g dest. Wasser evtl. 1 Msp. Allantoin
c)	2 Tr. Parfüm 4 Tr. Paraben K

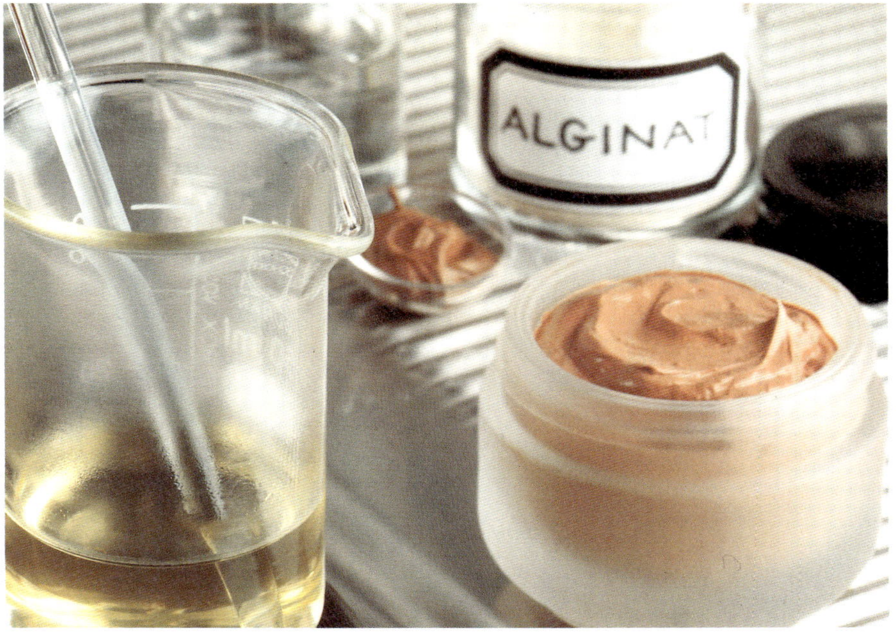

Abb. 43: Wenn Sie ein wenig Pigmentpaste in Ihrer Pflegecreme unterrühren, erhalten Sie eine fabelhafte getönte Tagescreme. Die Intensität der Farbe bestimmen Sie über die Menge der Pigmentpaste.

Die kalte Fettphase mit der Pigmentpaste (*vgl. Seite 66 ff.*) langsam schmelzen, Alginat unterrühren und Allantoin im heißen Wasser lösen und dazugießen. Danach kräftig schütteln, damit sich die Emulsion bildet. Stehenlassen zum Abkühlen, eventuell zwischendurch noch mal schütteln. Bei Handwärme (30 °C) Parfüm und Konservierung unterrühren.

Wenn mehr Pigmentpaste zugefügt wird, entsteht ein Make-up. Rezepte dazu finden Sie im Hobbythek-Buch „Schminken, pflegen, schönes Haar".

Nachtcremes für normale Haut

Nachtcreme für empfindliche Haut

Fettphase:

7 g	Emulsan
5 g	Walratersatz
70 g	Sonnenblumenöl

Fertige Creme (55 g):

a)	30 g Fettphase
b)	25 g dest. Wasser 18 Tr. Meristem-Extrakt
c)	6 Tr. Paraben K 2 Tr. Parfüm

Fettphase auf 70 °C erhitzen – das ist beim Arbeiten mit Emulsan ganz wichtig –, destilliertes Wasser aufkochen und mit Meristem-Extrakt auf die Fettphase gießen. Im Schraubglas kräftig schütteln, bis die Emulsion auf ca. 50 °C abgekühlt ist. Bei 40 °C die Konservierung unterrühren und anschließend das Parfüm.
Das Ergebnis ist eine glänzende, besonders schöne Creme.

Nachtcreme mit Feuchtigkeitswirkstoffen

Fettphase:

6 g	Emulsan
40 g	Soja- oder Avocadoöl

Fertige Creme (50 g):

a)	20 g Fettphase
b)	30 g dest. Wasser 1 Msp. Allantoin
c)	1 Msp. Hyaluron HT in 1 Meßl. dest. Wasser 5 Tr. Paraben K 2–3 Tr. Parfüm

Fettphase auf 70 °C erhitzen, destilliertes Wasser aufkochen, Allantoin lösen und zur Fettphase dazugießen. Im Schraubglas kräftig schütteln, bis die Emulsion auf ca. 50 °C abgekühlt ist. Die Hyaluronsäure mit einigen Tropfen Alkohol (Kosmetisches Haarwasser D 95%) anrühren und dann mit 1–2 g destilliertem Wasser vermischen. Dieses Gel unterrühren, wenn die Emulsion auf ca. 40 °C abgekühlt ist. Dann Paraben und Parfüm dazugeben.
Sie erhalten eine weiche Creme, die sich aber gut auftragen läßt.

Vitamincreme für unreine Haut

Fettphase:

10 g	Tegomuls
10 g	Lamecreme
70 g	Sesamöl

Fertige Creme (ca. 40 g):

a)	10 g Fettphase 1/2 Meßl. Vitamin-E-Acetat
b)	25 g dest. Wasser
c)	1/3 Meßl (1 g) D-Panthenol 75 35 Tr. (1 g) Vitamin-A-Palmitat-Öl HT evtl. 2–3 Tr. Parfüm 4 Tr. Paraben K

Die Fettphase bei niedriger Temperatur langsam im feuerfesten Becherglas schmelzen und dann in einem Schraubgläschen mit Vitamin-E-Acetat mischen. Heißes Wasser dazugießen und kräftig schütteln, damit sich die Emulsion bildet. Stehenlassen zum Abkühlen, eventuell zwischendurch noch mal schütteln. Bei Handwärme (30 °C) die Wirkstoffe c) nacheinander unterrühren.
Diese Creme hat zusätzlich Antifaltenwirkung.

Feuchtigkeitscreme mit Antifaltenwirkstoffen

Fettphase:

20 g	Lamecreme
5 g	Walratersatz
2 g	Fluidlecithin Super
60 g	Mandel- oder Weizenkeimöl

Fertige Creme (ca. 30 g):

a)	10 g Fettphase 1/4 Meßl. Vitamin-E-Acetat
b)	20 g dest. Wasser
c)	20–30 Tr. Fibrostimulin K 1 Msp. Hyaluron HT in 1 Meßl. dest. Wasser 1–2 Tr. Parfüm 3 Tr. Paraben K

Die Fettphase bei niedriger Temperatur langsam schmelzen, in einem verschließbaren Gläschen mit Vitamin-E-Acetat vermischen und heißes Wasser dazugießen. Dann kräftig schütteln, damit sich die Emulsion bildet. Stehenlassen zum Abkühlen, eventuell zwischendurch noch mal schütteln. Bei Handwärme (30 °C) die Wirkstoffe c) nacheinander unterrühren. Die Hyaluronsäure zunächst im Meßlöffel mit einigen Tropfen Kosmetischem Haarwasser mischen und dann mit 1–2 g destilliertem Wasser verrühren. Die fertige Creme eventuell einen Tag später noch mal kurz umrühren, dann bleibt sie sehr stabil.

Nachtcreme mit Liposomen

Fettphase:

20 g	Lamecreme
10 g	Kakaobutter
60 g	Avocado- o. Macadamianußöl

Fertige Creme (ca. 40 g):

a) 10 g Fettphase
   1 g (1/2 Meßl.) Vitamin-E-Acetat

b) 15 g dest. Wasser

c) 1 g (1/3 Meßl.) D-Panthenol 75
   6–9 g (2–3 Meßl.) Lipodermin-Konzentrat
   2 Tr. Parfüm
   3–4 Tr. Paraben K

Die Fettphase bei niedriger Temperatur langsam im feuerfesten Becherglas schmelzen, dann in einem Schraubgläschen mit Vitamin-E-Acetat mischen und kochendheißes Wasser dazugießen. Danach kräftig schütteln, damit sich die Emulsion bildet. Stehenlassen zum Abkühlen, eventuell zwischendurch noch mal schütteln. Das Liposomen-Konzentrat in ein sehr sauberes Gläschen geben (*vgl. Seite 44*) und mit D-Panthenol mischen. Bei Handwärme (30 °C) zuerst die Lipodermin-Mischung unterrühren, dann erst Parfüm und Konservierung zugeben. Wer auf Konservierungsstoffe ganz verzichten möchte, kann seine Creme auch portionsweise einfrieren (*vgl. Seite 26*).

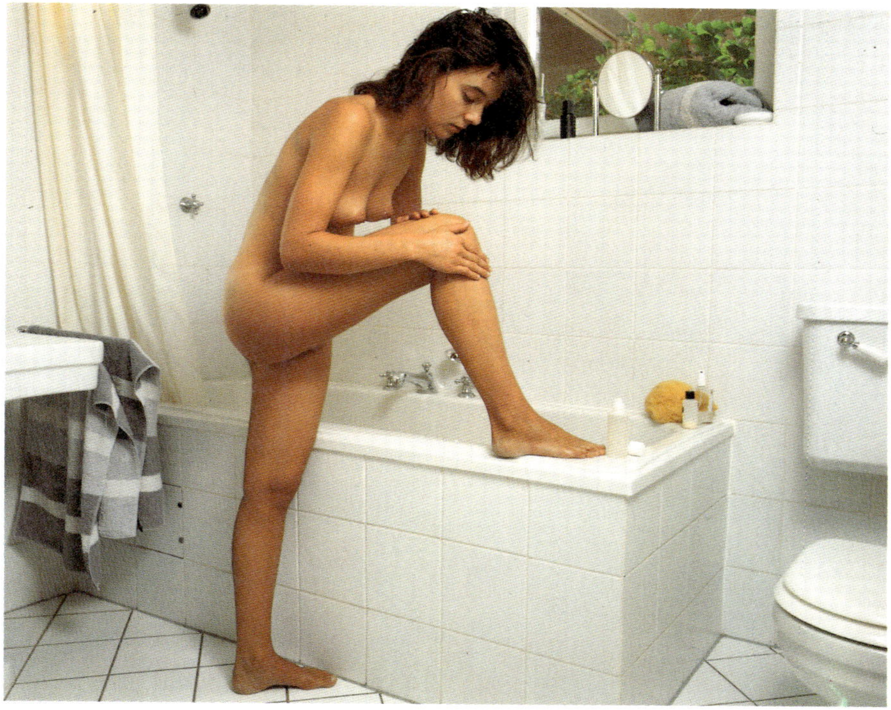

Abb. 44: Von Kopf bis Fuß mit einer leichten, gut riechenden Bodylotion eingecremt, fühlt man sich pudelwohl.

Bodylotion für normale Haut

Einfache Körpermilch
Ein kurzes Rezept mit gutem Ergebnis

Fettphase:

20 g Lamecreme
80 g Soja- oder Sesamöl

Fertige Milch (ca. 120 g):

a) 30 g Fettphase

b) 90 g dest. Wasser
   1/4 Meßl. Allantoin

c) 20 Tr. (0,8 g) Bisabolol
   5 Tr. Parfüm
   12 Tr. Paraben K

Die kalte Fettphase in ein verschließbares Gläschen geben, heißes bis kochendes Wasser dazugießen. Danach kräftig schütteln, damit sich die Emulsion bildet. Stehenlassen zum Abkühlen, eventuell zwischendurch noch mal schütteln. Bei Handwärme (30 °C) Wirkstoffe c) nacheinander unterrühren.
Allantoin ist die Wirksubstanz aus dem Beinwell (*vgl. Seite 28*), Bisabolol der Hauptwirkstoff der Kamille (*vgl. Seite 28*).

Bodylotion für empfindliche Haut

Fettphase:

20 g	Tegomuls
8 g	Sheabutter
80 g	Sesam- oder Mandelöl

Fertige Milch (ca. 100 g):

a)	20 g Fettphase
b)	80 g dest. Wasser 10 Tr. Meristem-Extrakt
c)	1 Meßl. D-Panthenol 75 5 Tr. Parfüm 10 Tr. Paraben K

Die kalte Fettphase in ein verschließbares Gläschen geben, heißes (ca. 85 °C) Wasser dazugießen. Danach kräftig schütteln, damit sich die Emulsion bildet. Stehenlassen zum Abkühlen, eventuell zwischendurch noch mal schütteln. Bei Handwärme (30 °C) die Wirkstoffe c) nacheinander unterrühren.
Die Sheabutter soll übrigens gut gegen erweiterte Äderchen und ein Mittel zur Verhinderung von Schwangerschaftsstreifen sein. Wir halten dies für zweifelhaft, aber auf jeden Fall hat sie sehr hautpflegende Eigenschaften und ist ein guter Konsistenzgeber.
Der Meristem-Extrakt färbt die Emulsion bräunlich, wen das stört, der läßt den Extrakt weg.

Sheabutter-Körperlotion mit Emulsan

Fettphase:

10 g	Emulsan
10 g	Sheabutter
10 g	Kakaobutter
40 g	Soja- oder Macadamianußöl

Fertige Milch (80 g):

a)	20 g Fettphase
b)	60 g dest. Wasser 1/4 Meßl. Allantoin
c)	1/3 Meßl. D-Panthenol 75 8 Tr. Paraben K 4 Tr. Parfüm

Fettphase auf 70 °C erhitzen, kochendes Wasser mit Allantoin dazugießen, kräftig schütteln oder mit dem Mini-Mixer rühren, bis sich die Emulsion bildet. Noch ca. 5 Minuten weiterrühren, bei 60 °C D-Panthenol und Paraben unterrühren, bei 30–40 °C das Parfüm zugeben.
Es bildet sich eine besonders glatte, schöne Lotion.

Bodylotion mit Lecithin

Ein einfaches neues Rezept

a)	15–20 g Erdnußöl 1 g Fluidlecithin Cm 1 g Ceralan oder Bienenwachs 3/4–1 Meßl. Alginat HT
b)	80 g dest. Wasser
c)	5 Tr. Parfüm 10 Tr. Paraben K

Öl, Lecithin und Ceralan erwärmen und schmelzen, Alginat unterrühren, Wasser erwärmen und mit Phase a) zusammen kräftig schütteln. Zum Schluß Parfüm und Konservierung zugeben.
Sollte sich am Boden Wasser absetzen, wird die Emulsion zwischendurch einfach geschüttelt.
Als Emulgator ist hier nur 1% Lecithin enthalten.

Superlecithin-Lotion

Fettphase:

20 g	Lamecreme
5 g	Bienenwachs
2 g	Fluidlecithin Super
60 g	Erdnuß- oder Mandelöl

Fertige Milch (ca. 100 g):

a)	20 g Fettphase
b)	80 g dest. Wasser
c)	evtl. 8 Tr. Bisabolol 1 Meßl. D-Panthenol 75 5–6 Tr. Parfüm 10 Tr. Paraben K

Die kalte Fettphase in ein verschließbares Gläschen geben, heißes (ca. 85 °C) Wasser dazugießen. Danach kräftig schütteln, damit sich die Emulsion bildet. Stehenlassen zum Abkühlen, eventuell zwischendurch noch mal schütteln. Bei Handwärme (30 °C) die Wirkstoffe c) nacheinander unterrühren.

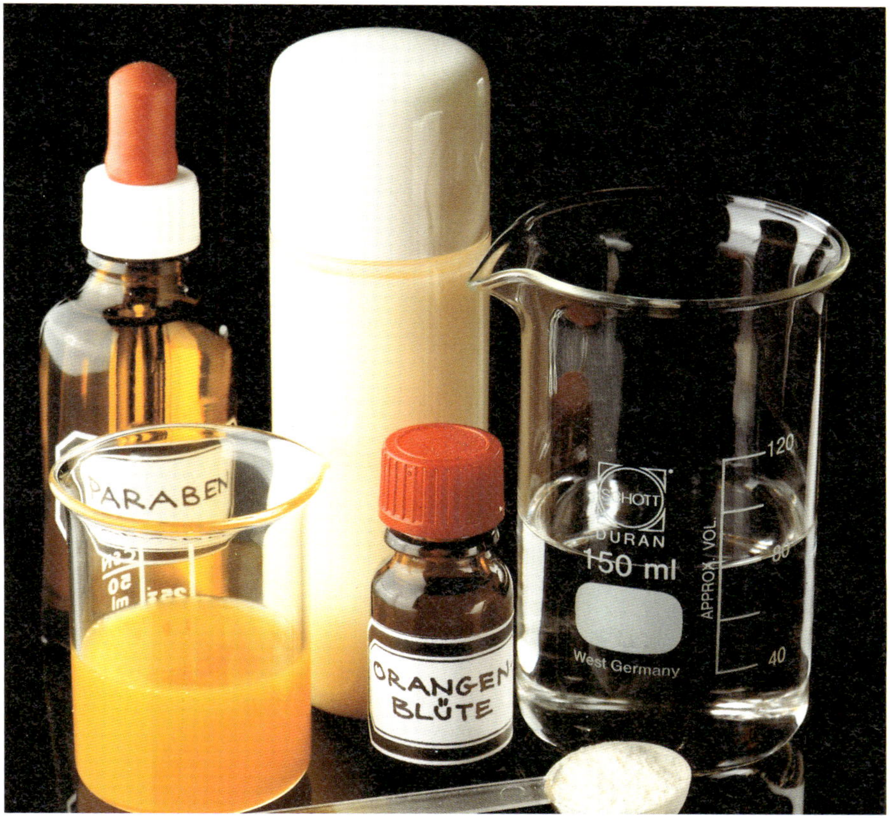

Abb. 45: Ein einfaches neues Rezept mit effektvollem Ergebnis: Bodylotion mit Lecithin.

Für die trockene Haut

Tagescremes

Feuchtigkeitscreme

Fettphase:

20 g	Lamecreme
5 g	Fluidlecithin Cm
70 g	Sesam- oder Macadamianußöl

Fertige Creme (ca. 60 g):

a)	20 g Fettphase 1 g (1/2 Meßl.) Vitamin-E-Acetat
b)	35 g dest. Wasser
c)	1 Meßl. natives Kollagen oder 1 Meßl. Aloe-vera-10fach-Konzentrat 3 Tr. Parfüm 6 Tr. Paraben K

Die Fettphase bei niedriger Temperatur langsam im feuerfesten Becherglas schmelzen, dann in einem Schraubgläschen mit Vitamin-E-Acetat mischen und heißes Wasser dazugießen. Danach kräftig schütteln, damit sich die Emulsion bildet. Stehenlassen zum Abkühlen, eventuell zwischendurch nochmal schütteln. Bei Handwärme (30 °C) die Wirkstoffe c) nacheinander unterrühren.
Die Creme wird relativ leicht und softig und weniger fettend als die folgenden Tagescremes für trockene Haut.

Vitamincreme für reifere Haut

Fettphase:

10 g	Tegomuls
10 g	Walratersatz
2 g	Fluidlecithin Super
70 g	Avocado- oder Mandelöl

Fertige Creme (ca. 40 g):

a)	20 g Fettphase 2 g (1 Meßl.) Vitamin-E-Acetat
b)	20 g dest. Wasser
c)	1/3 Meßl. (1 g) D-Panthenol 75 20 Tr. Vitamin-A-Palmitat-Öl HT 4 Tr. Paraben K 1 Tr. Parfüm

Die Fettphase auf kleiner Flamme anschmelzen, dann vom Feuer nehmen und mit Vitamin-E-Acetat vermischen. Kochendes Wasser dazugeben, schütteln, abkühlen auf 30 °C. Dann die Wirkstoffe c) unterrühren.
Sie erhalten eine hervorragende Tagescreme für die Haut ab 30: 5 % Vitamin-E-Acetat bieten Schutz und Pfle-

ge. Vitamin-A-Palmitat-Öl HT beeinflußt die Haut ebenfalls äußerst günstig (*vgl. Seite 37 ff.*), es ist auch für unreine Haut gut geeignet.
Vitamin-A-Creme lichtgeschützt aufbewahren.

Tagescreme gegen Falten

Fettphase:

20 g	Lamecreme
3 g	Bienenwachs oder Ceralan
2 g	Fluidlecithin Super
40 g	Macadamianußöl
20 g	Borretsch- oder Erdnußöl

Fertige Creme (60 g):

a)	20 g Fettphase
b)	40 g dest. Wasser
c)	20 Tr. (1 g) Fibrostimulin K 1 Msp. Hyaluron HT mit 1 Meßl. dest. Wasser oder 1 Msp. Aloe-vera-Pulver 7 Tr. Paraben K 2 Tr. Parfüm

Die kalte Fettphase mit kochendem Wasser übergießen, schütteln, abkühlen lassen und dann die Wirkstoffe c) zufügen. Die Hyaluronsäure zunächst mit einigen Tropfen Alkohol (Kosmetisches Haarwasser) verrühren, 1–2 g destilliertes Wasser zugeben, dann erst unter die Emulsion rühren. Das Aloe-vera-Pulver wird ebenfalls mit Alkohol vermischt.
Ebenso wie die vorhergehende ist auch diese Rezeptur besonders für die reife Haut geeignet. Es entsteht eine sahnig-weiche, gehaltvolle Creme.

Tagescreme mit Sheabutter

Fettphase:

12 g	Emulsan
10 g	Sheabutter
10 g	Ceralan oder Bienenwachs
70 g	Mandelöl

Fertige Creme (50 g):

a)	20 g Fettphase
b)	30 g dest. Wasser 1 Msp. Allantoin
c)	1/2 Meßl. (1,5 g) D-Panthenol 75 5 Tr. Paraben K 1–2 Tr. Parfüm

Fettphase erhitzen (70 °C), das Allantoin ins kochende Wasser geben und dazugießen. Kräftig schütteln oder mit dem Mini-Mixer rühren, abkühlen lassen. Bei Handwärme (30 °C) D-Panthenol, Paraben und Parfüm zugeben.
Sie erhalten eine glatte, gut fettende Pflegecreme mit unserem neuen Emulgator Emulsan (*vgl. Seite 23*). Die angenehme Wirkung der Sheabutter macht sich beim Auftragen der Creme sofort bemerkbar.

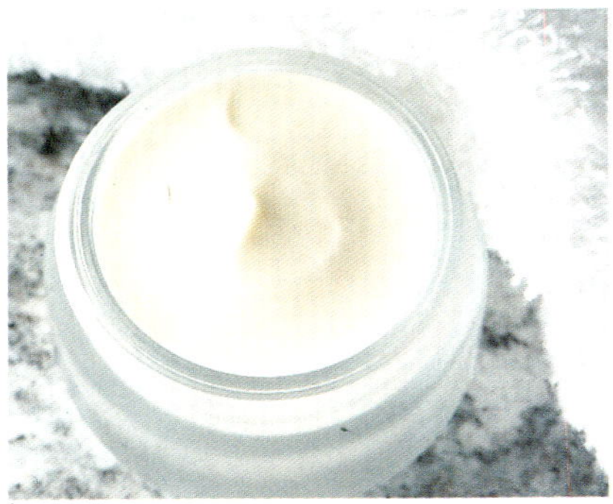

Abb. 46: So schön sieht eine selbsthergestellte Pflegecreme aus.

Liposomencreme mit Sheabutter

Fettphase:

20 g	Lamecreme
10 g	Sheabutter oder Kakaobutter
60 g	Mandelöl

Fertige Creme (ca. 35 g):

a)	10 g Fettphase 1 g (1/2 Meßl.) Vitamin-E-Acetat
b)	20 g dest. Wasser
c)	1 g (1/3 Meßl.) D-Panthenol 75 6 g (2 Meßl.) Lipodermin-Konzentrat 1–2 Tr. Parfüm 4 Tr. Paraben K

Die Fettphase bei niedriger Temperatur langsam im feuerfesten Becherglas schmelzen und dann in einem Schraubgläschen mit Vitamin-E-Acetat mischen und heißes (ca. 80 °C) Wasser dazugießen. Danach kräftig schütteln, damit sich die Emulsion bildet. Stehenlassen zum Abkühlen, eventuell zwischendurch noch mal schütteln. Das Liposomen-Konzentrat in ein sehr sauberes Gläschen geben (*vgl. Seite 44*) und mit D-Panthenol mischen. Bei Handwärme (30 °C) zuerst die Lipodermin-Mischung unterrühren, dann erst Parfüm und Konservierung zugeben.
Wer auf Konservierungsstoffe ganz verzichten möchte, kann seine Creme auch portionsweise einfrieren (*vgl. Seite 26*).

Getönte Tagescreme mit Wirkstoffen

Die gleiche Creme läßt sich auch neutral, ohne Pigmentpaste, herstellen.

Fettphase:

20 g	Lamecreme	
2 g	Fluidlecithin Super	
70 g	Mandelöl	

Fertige Creme (30 g):

a)	10 g Fettphase 1–2 g Pigmentpaste 1 Msp. Alginat HT
b)	20 g dest. Wasser
c)	10 Tr. Meristem-Extrakt 4 Tr. Paraben K 1–2 Tr. Parfüm

Fettphase in einem verschließbaren Glas bei niedriger Temperatur leicht schmelzen und mit Pigmentpaste (*vgl. Seite 66ff.*) und Alginat verrühren. Dann kochendes Wasser dazugießen und schütteln. Stehenlassen zum Abkühlen. Bei Handwärme (30 °C) Meristem-Extrakt, Paraben K und Parfüm zugeben. Mit dieser Creme erzielen Sie eine sehr leichte Tönung der Haut. Die Menge der Pigmentpaste können Sie natürlich varriieren. Sagt Ihnen das Endprodukt nicht zu, können Sie die fertige Creme noch mal erhitzen und mehr Pigmentpaste unterrühren. Das einzige, was dabei verdampft, ist das Parfüm, deshalb sollten Sie nach dem Abkühlen erneut 1 Tropfen davon unterrühren.

Nachtcremes für trockene Haut

Einfache Nachtcreme (W/O)

Fettphase:

5 g	Emulsan
80 g	Soja- oder Jojobaöl

Fertige Creme (55 g):

a)	30 g Fettphase
b)	25–30 g dest. Wasser 1 Msp. Allantoin
c)	4 Tr. Bisabolol 6 Tr. Paraben K 3 Tr. Parfüm

Fettphase auf 70 °C erhitzen. Destilliertes Wasser aufkochen, Allantoin zugeben und auf das Fett gießen. Im Schraubglas kräftig schütteln, bis die Emulsion auf ca. 50 °C abgekühlt ist. Bei 40 °C das Bisabolol, die Konservierung und zum Schluß das Parfüm unterrühren.
Für die reifere Haut können anstelle von Bisabolol auch 20–30 Tropfen Vitamin-A-Palmitat-Öl HT zugegeben werden.

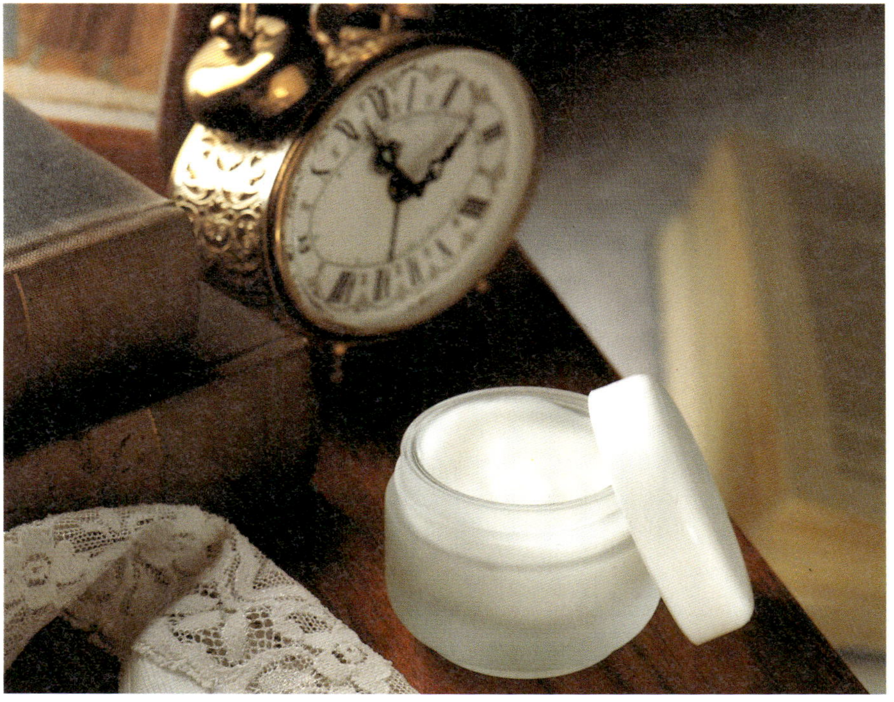

Abb. 47: Verwöhnen Sie sich am Abend mit einer angenehmen Nachtcreme, die ganz Ihren individuellen Bedürfnissen entspricht.

Feuchtigkeits-Nachtcreme

Fettphase:

6–8 g	Emulsan
10 g	Sheabutter
10 g	Ceralan oder Bienenwachs
70 g	Macadamianußöl oder anderes Pflanzenöl

Fertige Creme (50 g):

a) 20 g Fettphase

b) 20–25 g dest. Wasser

c) ½ Meßl. (1,5 g) D-Panthenol 75
5 Tr. Paraben K
2 Tr. Parfüm

Fettphase auf 70 °C erhitzen, kochendes Wasser darübergießen, kräftig schütteln oder mit dem Mini-Mixer rühren, bis sich die Emulsion bildet. Abkühlen lassen. Bei 30–40 °C D-Panthenol, Paraben und Parfüm zugeben. Fettphasen mit Emulsan müssen auf jeden Fall immer auf 70 °C erhitzt werden.
Macadamianußöl enthält bis zu 25% Palmitoleinsäure, Sheabutter wirkt sehr pflegend, und Emulsan und D-Panthenol erhalten die Feuchtigkeit der Haut.

Lecithincreme für extrem trockene Haut

Auch für empfindliche Haut

Fettphase:

10 g	Lamecreme
10 g	Fluidlecithin Cm
60 g	Avocadoöl
10 g	Borretsch- oder Avocadoöl

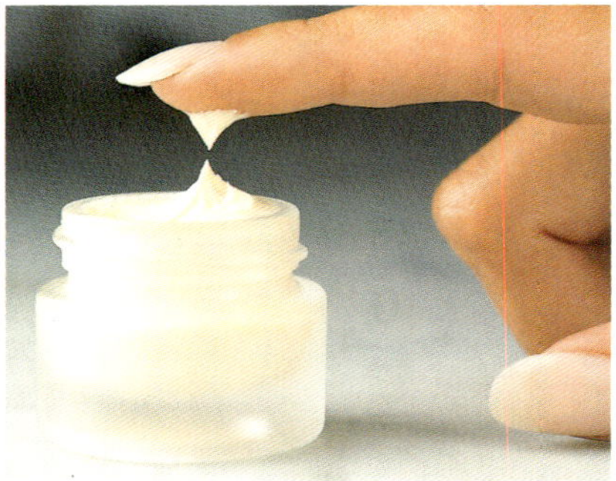

Abb. 48: Die Lecithincreme für extrem trockene Haut ist eine besonders fettige Nachtcreme.

Fertige Creme (40 g):

a) 20 g Fettphase

b) 20 g dest. Wasser
1 Msp. Allantoin

c) 8 Tr. (0,4 g) Meristem-Extrakt
evtl. 1 Msp. Hyaluron HT in
1 Meßl. dest. Wasser
5 Tr. Paraben K
1–2 Tr. Parfüm

Die Fettphase schmelzen, Allantoin in kochendem Wasser lösen und auf das Fett gießen, schütteln und abkühlen lassen. Meristem-Extrakt ist nicht hitzeempfindlich. Die Hyaluronsäure, die vorher mit ein paar Tropfen Alkohol (Kosmetischem Haarwasser) verrührt und dann in kaltem Wasser gequollen wird, darf erst bei 30 °C untergerührt werden. Zum Schluß konservieren und parfümieren.
Eine sehr hautpflegende, gut fettende Creme, die trotz des hohen Lecithingehalts nicht schleimig wirkt. Die Creme hat den typischen Lecithingeruch.

Anti-Falten-Nachtcreme

Fettphase:

15 g	Tegomuls
5 g	Fluidlecithin Cm
60 g	Avocadoöl
10 g	Borretsch- oder Avocadoöl

Fertige Creme (50 g):

a) 20 g Fettphase

b) 25–30 g dest. Wasser

c) 30 Tr. (1,5 g) Fibrostimulin K
1 Msp. (0,01 g) Hyaluron HT in
1 Meßl. dest. Wasser
6 Tr. Paraben K
2 Tr. Parfüm

Die Fettphase leicht schmelzen, kochendes Wasser zugießen, im Schraubglas schütteln und abkühlen lassen. Bei 30 °C Fibrostimulin K zugeben. Die Hyaluronsäure zuerst mit einigen Tropfen Alkohol mischen und in 1 Meßlöffel kaltem destilliertem Wasser vorlösen, dann zufügen, danach Konservierung und Parfüm zugeben.
Die Creme ist sehr leicht und gut verteilbar. Sie wirkt relativ wenig fettend.

Nachtcreme mit Vitamin-A-Palmitat-Öl HT

Für die Haut ab 30

Fettphase:

2 g	Emulsan
2 g	Lamecreme
5 g	Ceralan
70 g	Avocado- oder Sesamöl

Fertige Creme (40 g):

a)	20 g Fettphase
b)	15–20 g dest. Wasser
c)	2 g (1 Meßl.) Vitamin-A-Palmitat-Öl HT 5 Tr. Paraben K 1–2 Tr. Parfüm

Fettphase im feuerfesten Becherglas auf 70 °C erhitzen, in ein Schraubglas geben und kochendes Wasser daraufgießen. Entweder kräftig schütteln oder mit dem Mini-Mixer rühren, auf Handwärme (30 °C) abkühlen lassen, dann nacheinander Vitamin-A-Palmitat-Öl HT, Konservierung und Parfüm unterrühren.
Bei Rezepturen mit dem Emulgator Emulsan (vgl. *Seite 23*) müssen die Temperaturangaben sorgfältig beachtet werden. Die Wirkstoffe sollten vorsichtig zugegeben werden, das weniger temperaturempfindliche Paraben K eventuell schon bei 40 °C. Wenn die Emulsion vollständig auf Raumtemperatur abgekühlt ist, dürfen keine Zusatzstoffe mehr untergerührt werden.

Multivitamincreme für empfindliche Haut

Fettphase:

2 g	Lamecreme
2 g	Emulsan
2 g	Fluidlecithin Cm
65 g	Macadamianußöl

Fertige Creme (ca. 45 g):

a)	20 g Fettphase 1/2 Meßl. (1 g) Vitamin-E-Acetat
b)	15–20 g dest. Wasser
c)	1/3 Meßl. D-Panthenol 75 35 Tr. Vitamin-A-Palmitat-Öl HT 2 Tr. Parfüm 5 Tr. Paraben

Fettphase leicht anschmelzen, Vitamin-E-Acetat unterrühren, heißes Wasser (ca. 80–90 °C) zugießen und im Schraubglas kräftig schütteln. Bei Handwärme nacheinander die Wirkstoffe unterrühren.

Vitamin-Nachtcreme mit Liposomen

Fettphase:

20 g	Lamecreme
2 g	Fluidlecithin Super
60 g	Macadamianußöl oder anderes Pflanzenöl

Fertige Creme (50 g):

a)	20 g Fettphase, evtl. 1 g (1/2 Meßl.) Vitamin-E-Acetat
b)	25 g dest. Wasser
c)	1/3 Meßl. (1 g) D-Panthenol 75 1–2 Meßl. Lipodermin-Konzentrat 35 Tr. (1 g) Vitamin-A-Palmitat-Öl HT 5–6 Tr. Paraben K 2–3 Tr. Parfüm

Vitamin-E-Acetat mit der geschmolzenen Fettphase verrühren, kochendes Wasser daraufgießen, schütteln, abkühlen lassen. In ein kleines, sehr sauberes Gefäß D-Panthenol geben, zuerst Lipodermin-Konzentrat, dann Vitamin-A-Palmitat-öl HT unterrühren. Diese Mischung bei 30 °C zugeben, zum Schluß Konservierung und Parfüm.
Creme mit Vitamin A ist lichtempfindlich, deshalb nicht im Glas aufheben. Die Creme wird relativ fest.

Bodylotion für trockene Haut

Cremige, blütenweiße Milch (W/O)

Fettphase:

8 g	Emulsan
10 g	Sheabutter oder Kakaobutter
2 g	Fluidlecithin Super
80 g	Mandelöl

Fertige Milch (90 g):

a)	30 g Fettphase evtl. 1 Msp. Alginat HT
b)	55 g dest. Wasser evtl. 1 Msp. Allantoin
c)	1 Meßl. (3 g) D-Panthenol 75 9 Tr. Paraben K 3 Tr. Parfüm

Fettphase auf 70 °C erhitzen und den Gelbildner Alginat darin gründlich verteilen. Er löst sich nicht auf, sondern quillt erst später im Wasser und gibt der Milch mehr Stabilität. Außerdem hilft er, die Feuchtigkeit auf der Haut zu halten. Das heiße Wasser mit Allantoin auf die Fettphase gießen und kräftig im Schraubglas schütteln. Etwas abkühlen lassen und D-Panthenol zufügen, bei 30 °C konservieren und parfümieren.

Vitamin-Bodylotion

Diese Wirkstoffkombination ist besonders für die reifere Haut geeignet

Fettphase:

20 g	Lamecreme
5 g	Fluidlecithin Super
50 g	Sesamöl
20 g	Borretsch- oder Sesamöl

Fertige Milch (120 g):

a)	30 g Fettphase 1/2 Meßl. Vitamin-E-Acetat
b)	90 g dest. Wasser 1 Meßl. (3 g) D-Panthenol 75
c)	35 Tr. (1 g) Vitamin-A-Palmitat-Öl HT 13 Tr. Paraben K 3–4 Tr. Parfüm

Fettphase bei niedriger Temperatur leicht schmelzen, Vitamin-E-Acetat unterrühren, heißes Wasser dazugießen, schütteln und abkühlen lassen. Bei 30–40 °C D-Panthenol und Vitamin-A-Palmitat-Öl HT unterrühren, dann konservieren und parfümieren.
Lotion mit Vitamin A muß lichtgeschützt aufbewahrt werden.

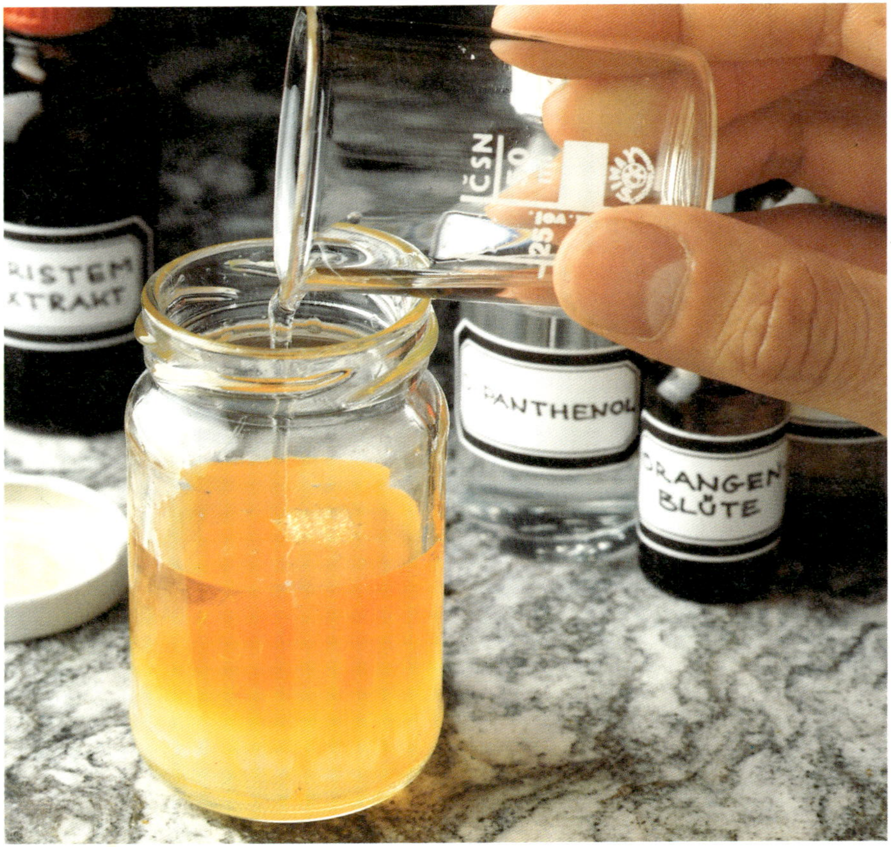

Abb. 49: Die Lecithinmilch für extrem trockene Haut wird kalt zusammengerührt. Die Herstellung ist so einfach, daß Sie diese Lotion fast täglich frisch zubereiten können.

Körpermilch für empfindliche, irritierte oder juckende Haut

Fettphase:

15 g	Lamecreme
5 g	Fluidlecithin Cm
70 g	Soja- oder Macadamianußöl

Fertige Milch (100 g):

a)	30 g Fettphase
b)	75 g dest. Wasser
c)	36 Tr. (2 g) Meristem-Extrakt 3 g (1 Meßl.) D-Panthenol 75 11 Tr. Paraben evtl. Parfüm

Kochendes Wasser auf die kalte Fettphase gießen und schütteln, damit sich die Emulsion bildet. Dann Meristem-Extrakt und D-Panthenol, das nicht über 65 °C erhitzt werden darf, hineingeben. Bei Handwärme konservieren und parfümieren.
Diese Milch wird durch den Meristem-Extrakt bräunlich gefärbt. Wer keine

Hautprobleme hat, kann den Extrakt einfach weglassen und erhält auch dann eine sehr gute Lotion. Der Meristem-Extrakt hat allerdings wichtige Schutzfunktionen für die Haut (vgl. *Seite 33*).

Lecithinmilch, kalt hergestellt

Diese Milch ist für extrem trockene Haut geeignet. Die Emulsion bleibt nicht so stabil wie alle anderen, dafür hat sie aber den Vorteil, ausschließlich mit natürlichem Lecithin als Emulgator zu bestehen. Die Herstellungsmethode ist ganz besonders einfach, nichts wird erhitzt. Deshalb kann man diese Milch fast täglich in kleinen Mengen frisch zubereiten, man kann sie allerdings auch konservieren und lange Zeit aufheben.

Fettphase:

20 g	Fluidlecithin Cm
60 g	Sojaöl

Fertige Milch:

a)	20 g Fettphase evtl. 1/2 Meßl. Vitamin-E-Acetat
b)	40 g dest. Wasser evtl. 1/3 Meßl. D-Panthenol 75 evtl. 10 Tr. Meristem-Extrakt evtl. 7 Tr. Paraben K 2 Tr. Parfüm

Die Fettphase wird kalt durch Schütteln vermischt, Antiranz nicht vergessen (vgl. *Seite 28*). Bei der Milchherstellung werden alle Zutaten ebenfalls kalt zusammengeschüttelt. Dabei muß die

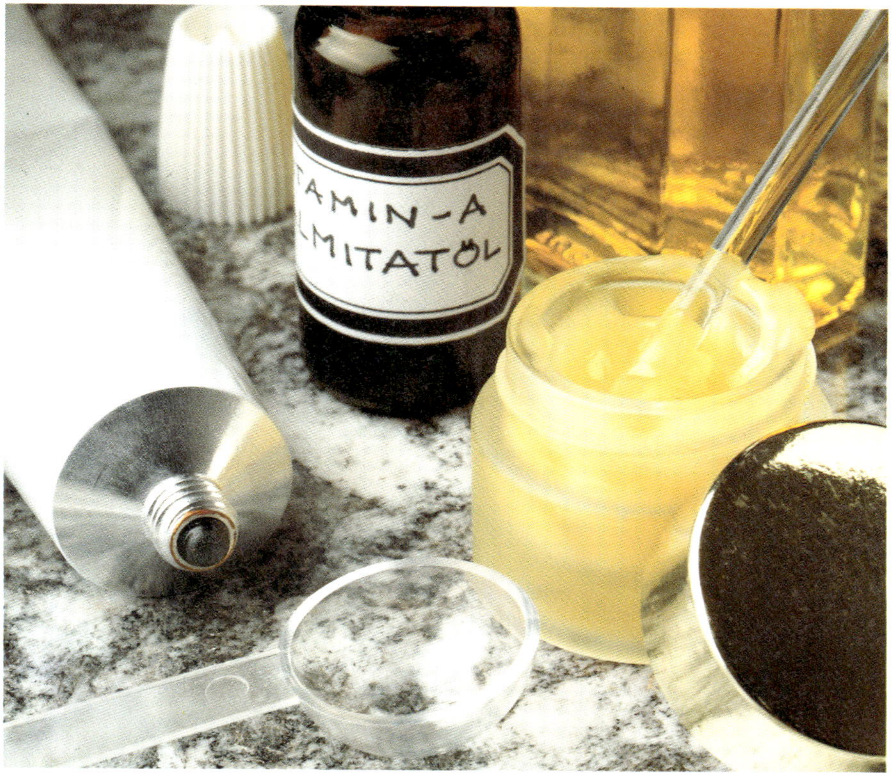

Abb. 50: Aus diesen drei Zutaten (Lipodermin-Konzentrat, Vitamin-A-Palmitat-Öl HT und Jojobaöl) können Sie schnell und einfach ein ausgezeichnetes Liposomen-Gel direkt in der Endverpackung anrühren.

Fettphase allerdings gute Raumtemperatur haben, wenn sie zu kalt ist, sollte das Wasser leicht erwärmt werden (30–40 °C).
Die Milch wird dickflüssiger, wenn Sie 1/2 Meßlöffel Alginat HT in die 20 g Fettphase mischen, dann erst das Wasser zugeben.

Liposomen-Gele: In Sekundenschnelle angerührt

Liposomen-Gel mit Jojobaöl

6 g	(2 Meßl.) Lipodermin-Konzentrat
1 g	(1/2 Meßl.) Jojobaöl

Die beiden Substanzen werden einfach miteinander verrührt. Es entsteht ein sehr angenehmes Gel, das nicht fettig oder klebrig wirkt und sofort in die Haut einzieht.
Anstelle von Jojobaöl können Sie auch Macadamianuß-, Weizenkeim- oder Avocadoöl verwenden. Wenn Sie zum Liposomen-Konzentrat nur Öl hinzufügen, ist keine Konservierung nötig. Die Haltbarkeit beträgt ca. 3 Wochen.

Liposomen-Gel mit Vitamin A

6 g (2 Meßl.) Lipodermin-Konzentrat
5 Tr. Vitamin-A-Palmitat-Öl HT
1/2 Meßl. Jojobaöl, evtl. mehr

Wenn Sie sehr kleine Mengen des Gels anrühren, die Sie innerhalb von 3 Tagen verbrauchen, dann können Sie auch ein wenig abgekochtes, destilliertes Wasser hinzufügen.
Das reine Lipodermin-Konzentrat fühlt sich etwas klebrig an, mit Öl gemischt ergibt sich aber ein ausgezeichnetes Hautgefühl.

Liposomen-Gel mit Hyaluronsäure

1/3 Meßl. D-Panthenol 75
1 Msp. Hyaluron HT
5–10 Tr. Alkohol (Kosmetisches Haarwasser D 95 %)
10 g Lipodermin-Konzentrat
1 1/2 Meßl. Avocadoöl

Die Hyaluronsäure mit einigen Tropfen Alkohol mischen und ins D-Panthenol geben, mit Lipodermin-Konzentrat verrühren, zum Schluß das Öl dazugeben. Dieses Gel vermittelt ein besonders angenehmes Hautgefühl. Auch hier

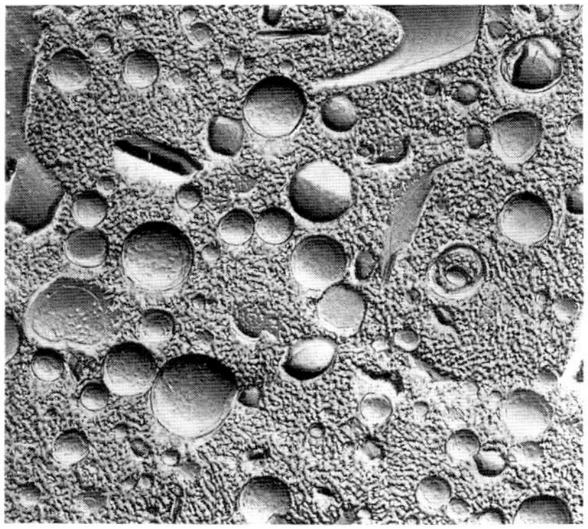

Abb. 51: Elektronenmikroskopische Aufnahme unseres Liposomen-Gels. Die kugelförmigen Liposomen sind deutlich erkennbar.

können noch bis zu 7 Tropfen Vitamin-A-Palmitat-Öl HT zugegeben werden.

Multivitamin-Liposomen-Gel

1/4 Meßl. D-Panthenol 75
10 g Lipodermin-Konzentrat
1/4 Meßl. Vitamin-E-Acetat
8 Tr. Vitamin-A-Palmitat-Öl HT
2–3 Meßl. Macadamianußöl

Alle Zutaten werden nach und nach miteinander vermischt. Die Haltbarkeit beträgt mindestens 3 Wochen.

Die Pigmentpaste der Hobbythek

Alles über Kosmetikfarben und die Herstellung von Make-up, Lippenstiften, Rouge, Puder, Lidschatten usw. erfahren Sie in unserem Hobbythek-Buch "Schminken, pflegen, schönes Haar". Dort haben wir auch erklärt, wie gewissenhaft wir die Farbpigmente ausgesucht haben, die wir Ihnen empfehlen. Sie verhalten sich auf der Haut völlig neutral und bieten in der Creme den Vorteil, daß sie den Teint nicht nur gleichmäßig tönen, sondern gleichzeitig auch leicht abdecken und damit zusätzlich vor schädlichen Umwelteinflüssen schützen. Besonders gut abdeckend wirken die Weißpigmente, chemisch ausgedrückt: das Titandioxid. Entscheidend ist, daß wir inzwischen eine völlig neue, einfache Methode gefunden haben, um die Pigmente gleichmäßig zu verteilen. Die Pigmentteilchen sind nämlich so fein, daß sie immer wieder verklumpen, solange sie nicht mit Fett vermischt sind.

Die Pigmentmischung

Wir haben zwei verschiedene Farbmischungen für Sie ausprobiert.

Pigmentmischung A

1 Meßl. Rotbraun
1 Meßl. Dunkelbraun
6 Meßl. Ocker
6–8 Meßl. Titandioxid

Diese Mischung paßt gut zu leicht sonnengebräunter Haut. Einen helleren Ton ergibt die Mischung B:

Pigmentmischung B

1 Meßl. Rotbraun
1/2 Meßl. Dunkelbraun
4–5 Meßl. Ocker
7–10 Meßl. Titandioxid

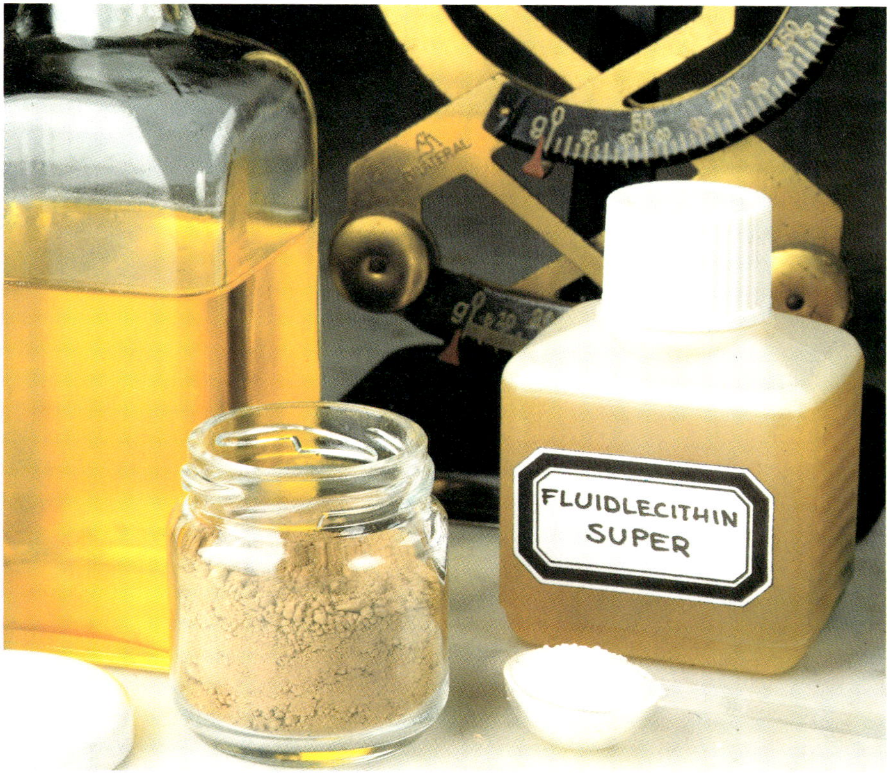

Abb. 52: Mit diesen Zutaten können Sie eine Pigmentpaste herstellen, die sich in jede Tagescreme problemlos einrühren läßt.

Die Pigmente gibt man zusammen in einen Mörser und verreibt sie zu einer gleichmäßigen Mischung. Das ist ganz wichtig, sonst bleiben kleine Krümel Rotbraun, Weiß usw. stets sichtbar.

Wenn Sie sich die Arbeit mit dem Mörser ersparen wollen, können Sie solche Pigmentmischungen auch bereits fertig kaufen.

Nun folgt der zweite Arbeitsgang: das gleichmäßige Verteilen der trockenen Pigmentmischung in der Fettphase. Das muß normalerweise auch im Mörser geschehen. Dank unseres neuen Konsistenzgebers Ceralan können wir diese Pigmente jetzt jedoch einfach mit dem Mini-Mixer oder einem Glasstab in eine Fettmischung einrühren. Diese Paste ist mindestens 2 Jahre haltbar, man braucht davon jeweils nur 2–3 g zuzugeben, wenn man wieder frische Pflegecreme anrührt, und erhält so im Handumdrehen eine getönte Tagescreme.

Herstellung der Pigmentpaste

5 g Ceralan
2 g (1 Meßl.) Fluidlecithin Cm oder Fluidlecithin Super
7 Meßl. Pigmentmischung A oder B
5 g Jojobaöl

Im feuerfesten Becherglas Ceralan und Lecithin vermischen und langsam schmelzen. Dann die Pigmente hinzugeben. Unter ständigem Rühren soll eine gleichmäßige Paste entstehen, bei der alle Pigmente vom Fett benetzt sind. Dann erst das Öl zufügen und weiter erwärmen, bis die ganze Mischung dünnflüssig wird. Das Becherglas vom Feuer nehmen und mit dem batteriebetriebenen Mini-Mixer oder mit einem Glasstab, einem robusten Löffelstiel o.ä. intensiv ca. 5 Minuten lang rühren. Auch die Körnchen am Becherrand verreiben. Anschließend weiterrühren, bis die Masse abkühlt und breiig wird, dann in ein gut verschließbares Glas abfüllen. Die Paste wird später relativ fest.

Um eine getönte Tagescreme herzustellen, braucht man für 40 g fertige Creme jeweils 1–3 g oder etwas mehr von der Paste, die einfach mit der Creme-Fettphase geschmolzen wird. Die Pigmentpaste kann auch mit jedem anderen Pflanzenöl hergestellt werden, dann müssen Sie aber auf jeden Fall Antiranz (*vgl. Seite 28*) zum Öl geben, und zwar auf 100 g Öl 4 Tropfen Antiranz. Jojobaöl hat den Vorteil, daß es nicht ranzig wird und die Pigmentpaste damit sehr lange haltbar ist.

Reinigungspräparate

Ölgel zum Abschminken

Handelsübliche ölige Reinigungspräparate bestehen immer aus Paraffinöl. Als Alternative bieten wir Ihnen hier ein Sonnenblumen-Ölgel. Verwenden Sie aber am besten raffiniertes, dünnflüssiges Öl und geben Sie Antiranz hinzu (*vgl. Seite 28*).

a) 50 g Distel- oder Sonnenblumenöl
   2–3 g Ceralan

b) evtl. 3 Tr. Bisabolol
   3 Tr. Parfüm

Öl und Ceralan werden im feuerfesten Becherglas langsam geschmolzen. Dann vom Feuer nehmen und auf ca. 40 °C abkühlen lassen, Bisabolol und Parfüm unterrühren. Das Ölgel ist auch ohne Konservierung lange Zeit haltbar, weil es kein Wasser enthält.
Natürlich können Sie auch einfach nur Öl zum Abschminken verwenden, das Ölgel ist aber angenehmer.

Reinigungsmilch mit Sanfteen

Eine besonders milde Gesichtsreinigung

Fettphase:

20 g Lamecreme
80 g Sonnenblumen- oder Sojaöl
5 g Sanfteen

Fertige Milch (80 g):

a) 20 g Fettphase

b) 60 g dest. Wasser
   4 Tr. Parfüm oder äth. Salbeiöl
   8 Tr. Paraben K

Kochendes Wasser auf die kalte Fettphase gießen. Kräftig schütteln, abkühlen lassen auf 30 °C, dann Parfüm und Paraben zugeben.
Die Milch auf einen Wattebausch geben und Gesicht und Hals gründlich abreiben. Anschließend mit Gesichtswasser nachbehandeln.

Protein-Reinigungsmilch

Fettphase:

20 g Lamecreme
2 g Fluidlecithin Cm
70 g Sonnenblumen- oder Erdnußöl

Fertige Milch (80 g):

a) 20 g Fettphase

b) 60 g dest. Wasser
   1/2 Meßl. Proteinpulver HT
   4 Tr. Parfüm oder äth. Öl
   8–10 Tr. Paraben K

Proteinpulver im heißen Wasser lösen und auf die kalte Fettphase gießen. Kräftig schütteln, abkühlen auf 30 °C, Parfüm und Paraben zugeben. Anstelle von Protein können Sie auch 1 Meßlöffel flüssiges Keratin HT zugeben, dann wird die Milch allerdings etwas dunkler.
Die Lotion kann auch gleichzeitig als Pflegemilch oder Bodylotion dienen.

Waschcreme für empfindliche Haut

Fettphase:

20 g Lamecreme
5 g Cetylalkohol
70 g Sojaöl

Fertige Waschcreme (40 g):

a) 20 g Fettphase

b) 10 g dest. Wasser
   10 g Glycintensid HT

c) evtl. 0,4–0,8 g Odex
   evtl. 8 Tr. Meristem-Extrakt
   evtl. 2 Tr. Parfüm

Fettphase, Wasser und Glycintensid zusammen im feuerfesten Becherglas auf ca. 70 °C erhitzen, dann vom Feuer nehmen und im Schraubglas schütteln. Bei 30 °C Meristem-Extrakt und Parfüm zugeben.
Die Waschcreme hält sich ohne Konservierung ca. 4 Wochen.
Wird die Creme auch zum Körperwaschen verwendet, können Sie den Deowirkstoff Odex zufügen.
Die Creme wird großzügig aufgetragen und mit Wasser abgespült.

Adstringierendes Gesichtswasser für fettige, unreine Haut

12 g kosmetisches Haarwasser D 95%
5 g Hamamelistinkur oder Hamamelis-Frischpflanzenextrakt
1 Meßl. (3 g) D-Panthenol 75
1/4 Meßl. Allantoin
80 g dest. Wasser

Wasser aufkochen und abkühlen lassen, Allantoinpulver darin lösen, D-Panthenol zufügen, Hamamelis und Alkohol (Kosmetisches Haarwasser enthält 95 % Alkohol) zugeben und alles gut verrühren.
Dieses Gesichtswasser strafft die Haut.

Gesichtswasser für empfindliche und irritierte Haut

1 Meßl. (3 g) D-Panthenol 75
36 Tr. (2 g) Meristem-Extrakt
1 kleine Msp. Allantoin
90 g dest. Wasser
10 Tr. Kaliumsorbat 1 : 5

Wasser aufkochen und abkühlen lassen, Allantoin darin auflösen, D-Panthenol und Meristem-Extrakt zufügen. Konservieren mit Kaliumsorbat.

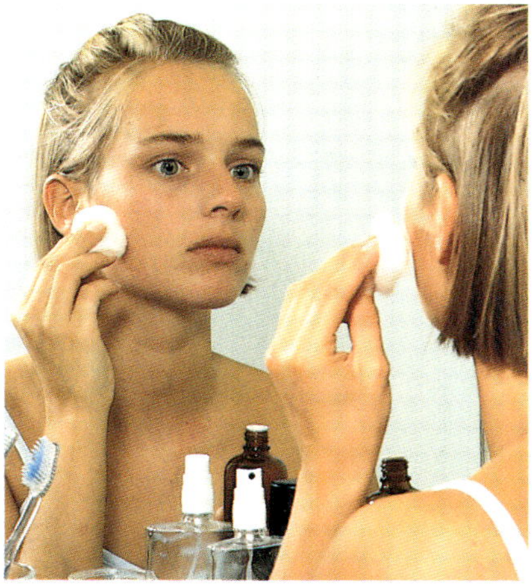

Abb. 53: Zu einer intensiven Hautpflege gehört auch ein gutes Gesichtswasser.

Dieses Gesichtswasser können Sie auch am Körper auf strapazierte oder irritierte – z.B. juckende – Stellen auftragen oder auf Hautunreinheiten. Auch für die Kopfhaut ist es geeignet. Empfehlenswert ebenfalls nach der Rasur der Achselhaare.

Aloe-vera-Gesichtswasser für trockene Haut

80 g dest. Wasser
1 kleine Msp. Allantoin
1 Meßl. D-Panthenol
1 Meßl. Aloe-vera-10fach-Konzentr.
1/2 Meßl. Keratin HT
10 Tr. Kaliumsorbat 1 : 5

Das Wasser aufkochen und abkühlen lassen, Allantoin darin lösen, weitere Wirkstoffe und Konservierung zugeben. Wenn Sie statt Kaliumsorbat lieber Paraben K zum Konservieren nehmen wollen, geben Sie das Paraben bereits anfangs ins Wasser und kochen es mit auf, dann löst es sich besser.

Peelings

Peelingcreme für fettige und normale Haut

Fettphase:

15 g Tegomuls
5 g Lamecreme
70 g Sojaöl

Fertige Creme:

a) 20 g Fettphase
b) 40 g dest. Wasser
c) 5–6 Meßl. Mandelkern-Olivenstein-Granulat oder Jojobagranulat 18 Tr. Meristem-Extrakt 1/2 Meßl. D-Panthenol 75 3–4 Tr. Parfüm 7 Tr. Paraben K

Kochendes Wasser auf die kalte Fettphase gießen und schütteln. Dann das Peeling-Granulat zugeben und weiter schütteln. Stehenlassen zum Abkühlen, bei 40 °C Meristem-Extrakt, D-Panthenol, Parfüm und Konservierung zugeben.

Peelingcreme mit Aloe vera
Für unreine Haut

Fettphase:

20 g Lamecreme
70 g Sonnenblumenöl

Fertige Creme (40–50 g):

a) 10 g Fettphase
b) 30 g dest. Wasser 1 Msp. Allantoin 3–4 Meßl. Mandelkern-Olivenstein-Granulat oder Jojobagranulat
c) 1 Meßl. Aloe-vera-10fach-Konzentrat oder 1 Msp. Aloe-vera-Pulver 1/2 Meßl. D-Panthenol 75 3 Tr. Parfüm 5 Tr. Paraben K

Allantoin in kochendem Wasser lösen, auf die kalte Fettphase gießen und schütteln. Peeling-Granulat zugeben,

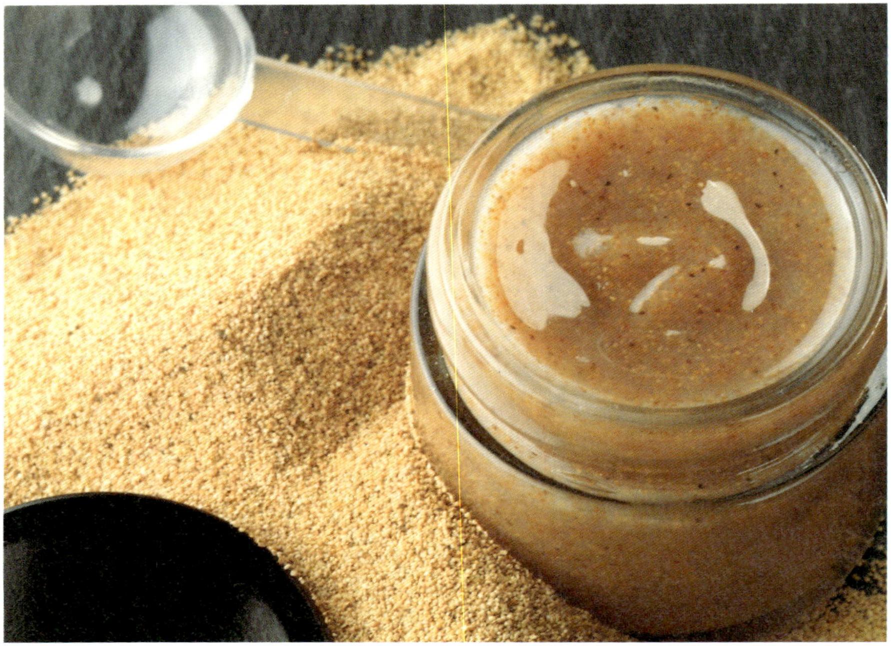

Abb. 54: Für eine Peelingcreme können Sie Mandelkern-Olivenstein-Granulat, Jojobagranulat, Mandelkleie oder Seesand verwenden.

wieder schütteln. Abkühlen lassen und bei 30 °C die Wirkstoffe c) unterrühren. Aloe-vera-Pulver wird vorher mit einigen Tropfen Alkohol (Kosmetisches Haarwasser) angerührt.

Ölfreies Peeling-Gel

a) 5 g Kosmetisches Haarwasser D 95 %
1 Meßl. Gelbildner PN 73

b) 90 g dest. Wasser
18 Tr. Meristem-Extrakt
5–6 Meßl. Mandelkern-Olivenstein-Granulat oder Jojobagranulat
5 Tr. wasserlösl. Parfüm
10 Tr. Kaliumsorbat 1 : 5

Den Gelbildner im Kosmetischen Haarwasser verrühren. Phase b) vermischen, dann erst a) und b) zusammengießen und schütteln.
Wir haben hier den synthetischen Gelbildner PN 73 gewählt, weil er – durch den Salzgehalt der Haut – beim Auftragen dünnflüssig wird und dadurch das Peeling-Granulat auf der Haut intensiver rubbeln kann. Jojobagranulat wird relativ weich und wirkt schwächer als Mandelkern- oder Olivenstein-Granulat. Sie können aber auch Seesand oder Mandelkleie etc. verwenden.

Peeling-Ölgel für trockene Haut

Ein hervorragendes Gel, das auch für Hände und Füße geeignet ist

a) 50 g Erdnuß- oder Sesamöl
5 g Ceralan

b) 4–5 Meßl. Mandelkern-Olivenstein-Granulat
10 Tr. (0,4 g) Bisabolol
3 Tr. Parfüm

Öl und Ceralan werden im feuerfesten Becherglas langsam geschmolzen. Dann vom Feuer nehmen und das Peeling-Granulat unterrühren, auf ca. 40 °C abkühlen lassen, Bisabolol und Parfüm unterrühren. Das Ölgel ist ohne Konservierung lange Zeit haltbar, weil es kein Wasser enthält.

Heilerde-Gel

a) 5 g Kosmetisches Haarwasser D 95 %
1½ Meßl. Alginat HT

b) 80 g dest. Wasser oder Tee
18 Tr. Meristem-Extrakt
10–12 Meßl. Heilerde, grob
1 Meßl. D-Panthenol 75
5 Tr. wasserlösl. Parfüm
10 Tr. Kaliumsorbat

Das Alginat mit dem Alkohol vermischen, die Zutaten der Phase b) untereinander verrühren, dann a) und b) zusammengeben und schütteln.

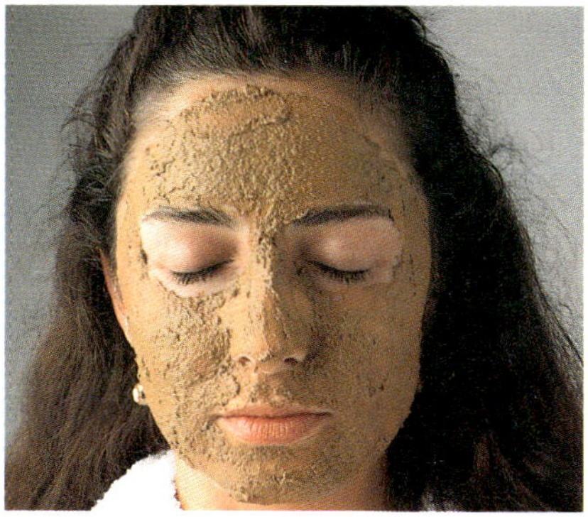

Abb. 55: Das Heilerde-Gel muß 10–20 Minuten auf der Haut wirken.

Heilerde hat u.a. einen adstringierenden Effekt und wird bei fettiger, aber auch unreiner Haut angewendet.
Das Gel wird mit massierenden Bewegungen aufgetragen. Es hat einen sehr geringen Peelingeffekt, den man eigentlich kaum so nennen kann. Lassen Sie es wie eine Packung 10–20 Minuten auf der Haut, und waschen Sie es dann ab.

Deo-Produkte

Deo-Spray

2,2 g (1 knapper Meßl.) Odex
80 ml Kosmetisches Haarwasser D 95%
20 ml dest. Wasser
evtl. 0,4 g (12–14 Tr.) Milchsäure

Odex im Kosmetischen Haarwasser lösen, dann das Wasser zufügen. Dadurch wird die Lösung trüb. Sie können sie, so wie sie ist, in eine kleine Pumpsprayflasche abfüllen und verwenden. Wenn Sie Milchsäure zufügen, wird die Lösung völlig klar, mit Zitronensäure funktioniert das leider nicht.
Der pH-Wert des fertigen Deo-Sprays sollte nicht unter 6,5 liegen, sonst kristallisiert das Odex wieder aus.
Dieses Deo-Spray können Sie nicht nur für Ihren Körper verwenden, sondern auch zur Tilgung unangenehmer Gerüche in der Wohnung, z.B. Zigarettenrauch. Auch Gardinen oder Kleidungsstücke lassen sich so zwischendurch schnell mal behandeln. Achten Sie aber darauf, daß auf empfindlichen Stoffen keine Flecken entstehen.

Deo-Roll-on

1 Meßl. Odex
40 ml Kosmetisches Haarwasser D 95%
1/2 Meßl. Xanthan oder Alginat HT
60 ml dest. Wasser

Das Odex im Kosmetischen Haarwasser lösen und Xanthan darin gleichmäßig verteilen. Dann erst Wasser dazugeben und schütteln. Es entsteht eine trübe, dickflüssige Lösung, die in eine Roll-on-Flasche abgefüllt wird.
Auf Parfümierung muß hier verzichtet werden, weil das Odex die Duftstoffe neutralisieren würde. Roll-on-Stifte erhalten Sie in Läden, die Hobbythekprodukte führen.

Deo-Creme für empfindliche Haut

Für alle, die kein Deodorant mit Alkohol mögen, hier eine besonders sanfte Deo-Creme:

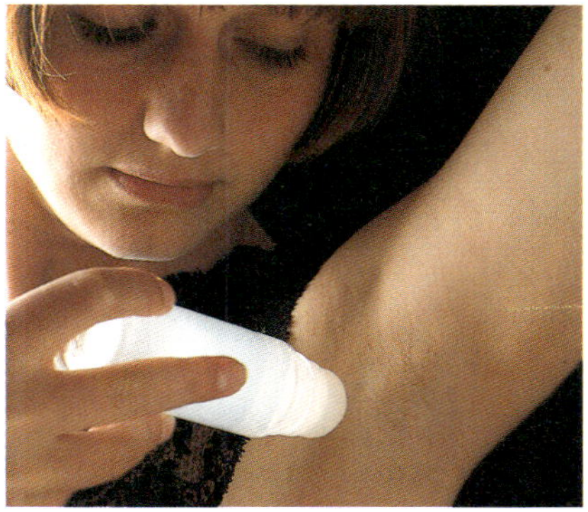

Abb. 56: Unser neuer Wirkstoff Odex macht unsere Deo-Produkte besonders hautfreundlich.

Fettphase:

25 g	Tegomuls
15 g	Kakaobutter
10 g	Cetylalkohol
50 g	Erdnußöl
10 g	Odex

Fertige Creme (40 g):

10 g Fettphase
30 g dest. Wasser
4 Tr. Paraben K

Die Fettphase wird geschmolzen und im Schraubglas mit heißem Wasser übergossen. Kräftig schütteln, zum Schluß bei Handwärme (30 °C) konservieren. Parfümierung weglassen, weil Odex die Duftstoffe ebenso binden würde wie die unangenehmen Gerüche.

Einfache Deo-Lösung ohne Alkohol

100 ml dest. Wasser
1 Meßl. Odex

Odex ins warme Wasser geben und kräftig schütteln.
Diese Mischung wird milchig trüb, Odex setzt sich unten immer wieder ab. Wenn Sie vor Gebrauch aber jedesmal schütteln, ist das kein Problem. Der Vorteil ist die bessere Verträglichkeit für alle, die der Alkohol auf der Haut stört.
Die Mischung sollte nach ca. 2 Wochen verbraucht sein, weil sie keine Konservierung enthält. Wenn Sie konservieren möchten, kochen Sie zunächst das Wasser mit 10 Tr. Paraben K auf, lassen es abkühlen und geben dann Odex zu. Diese Mischung ist längere Zeit haltbar.
Sogar Haustiere können mit dieser Deo-Mischung von lästigen Gerüchen befreit werden, aber bitte nicht in die Augen sprühen.

Spezielle Rezepte

Augenfaltencreme

Fettphase:

15 g	Lamecreme
5 g	Fluidlecithin Cm
2 g	Walratersatz
65 g	Jojobaöl

Fertige Creme (ca. 30 g):

a)	10 g Fettphase 1/4 Meßl. Vitamin-E-Acetat
b)	15 g dest. Wasser
c)	30–40 Tr. Fibrostimulin K 1 Msp. Hyaluronsäure in 1 Meßl. dest. Wasser 3 Tr. Paraben K

Die Fettphase bei niedriger Temperatur langsam schmelzen, in einem verschließbaren Gläschen mit Vitamin-E-Acetat vermischen und kochendes Wasser dazugießen. Dann kräftig schütteln, damit sich die Emulsion bildet. Stehenlassen zum Abkühlen, eventuell zwischendurch noch mal schütteln. Bei Handwärme (30 °C), die Wirkstoffe c) nacheinander unterrühren. Die Hyaluronsäure zunächst im Meßlöffel mit 1–2 g dest. Wasser verrühren.

Lippenpflegecreme

Diese Creme enthält sowohl fettlösliche wie auch wasserlösliche Wirkstoffe, die man in einem Pflegestift nicht einbauen kann.

Fettphase:

10 g	Lamecreme
5 g	Sheabutter
1 g	Fluidlecithin Super
30 g	Avocadoöl

Fertige Creme (20 g):

a)	10 g Fettphase 1/4 Meßl. Vitamin-E-Acetat
b)	10 g dest. Wasser
c)	1/3 Meßl. D-Panthenol 75 4 Tr. Bisabolol 2 Tr. Paraben K

Die Fettphase bei niedriger Temperatur langsam schmelzen, in einem verschließbaren Gläschen mit Vitamin-E-Acetat vermischen und kochendes Wasser dazugießen. Dann kräftig schütteln, damit sich die Emulsion bildet. Stehenlassen zum Abkühlen, eventuell zwischendurch noch mal schütteln. Bei Handwärme (30 °C) die Wirkstoffe c) nacheinander unterrühren.

Wind-und-Wetter-Schutzcreme

Eine Creme mit 50% Fettgehalt

Fettphase:

20 g	Tegomuls
5 g	Fluidlecithin Super
70 g	Sojaöl

Fertige Creme (ca. 40 g):

a)	20 g Fettphase 1/2–1 Meßl. Vitamin-E-Acetat
b)	20 g dest. Wasser
c)	9 Tr. (0,5 g) Meristem-Extrakt evtl. 1/2 Meßl. natives Kollagen 2–3 Tr. Parfüm 5 Tr. Paraben

Die Fettphase bei niedriger Temperatur langsam schmelzen, in einem verschließbaren Gläschen mit Vitamin-E-Acetat vermischen und kochendes Wasser dazugießen. Dann kräftig schütteln, damit sich die Emulsion bildet. Stehenlassen zum Abkühlen, eventuell zwischendurch nochmal schütteln. Bei Handwärme (30 °C) die Wirkstoffe c) nacheinander unterrühren.

Handcreme gegen trockene, rissige Hände

Fettphase:

20 g	Lamecreme
5 g	Bienenwachs od. Walratersatz
2 g	Fluidlecithin Super
60 g	Sojaöl

Fertige Creme (ca. 40 g):

a) 20 g Fettphase
1/2 Meßl. Vitamin-E-Acetat

b) 20 g dest. Wasser

c) 1/3 Meßl. D-Panthenol 75
2–3 Tr. Parfüm
4–5 Tr. Paraben K

Die Fettphase bei niedriger Temperatur langsam schmelzen, in einem verschließbaren Gläschen mit Vitamin-E-Acetat vermischen und kochendes Wasser dazugießen. Dann kräftig schütteln, damit sich die Emulsion bildet. Stehenlassen zum Abkühlen, eventuell zwischendurch noch mal schütteln. Bei Handwärme (30 °C) die Wirkstoffe c) nacheinander unterrühren.

Nagelpflegemittel

Der ideale Wirkstoff, um Fingernägeln mehr Elastizität zu verleihen, scheint das D-Panthenol zu sein. Wir haben es selbst ausprobiert und können es sehr empfehlen.

30 g dest. Wasser
1 Meßl. (2,5 g) Keratin HT
1/3 Meßl. (1 g) D-Panthenol 75
6 Tr. Kollagentensid HT
2 Meßl. (5 g) Kosmetisches Haarwasser D 95% oder
4 Tr. Paraben K

Alle Zutaten einfach verrühren.
Die Lösung am besten mit einem Pinsel oder mit Watte auftragen, auch auf die Unterseite der Fingernägel. Einmal pro Woche oder häufiger wiederholen. Diese Behandlung ist auch für spröde, brüchige Fußnägel geeignet.

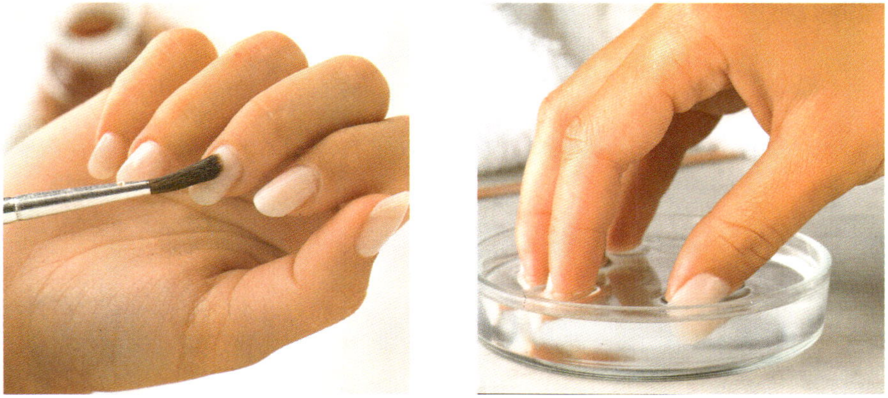

Abb. 57: D-Panthenol ist der ideale Wirkstoff für brüchige Fingernägel. Sie können das Nagelpflegemittel entweder direkt auf die Nägel auftragen, oder einfach Ihre Fingerspitzen darin baden.

Ein anderes wirksames Mittel ist es, die Fingerspitzen ca. 3–5 Minuten in eine 1%ige D-Panthenol-Lösung zu tauchen.
Dazu benötigen Sie:

100 g Wasser
1/3 Meßl. D-Panthenol 75

After shave

1/3 Meßl. Allantoin
80 g dest. Wasser
1 Meßl. (3 g) D-Panthenol 75
30 Tr. Meristem-Extrakt
1 Meßl. Aloe-vera-10fach-Konzentr.
evtl. 15 g Kosmetisches Haarwasser D 95% oder
10 Tr. Kaliumsorbat 1 : 5
5–8 Tr. Parfüm

Das After shave hat einen niedrigen pH-Wert von ca. 5, um die Wirkung der leicht alkalischen Rasierseife auszugleichen.
Alle Zutaten werden kalt vermischt.

After-shave-Balsam

Fettphase:

20 g Lamecreme
2 g Fluidlecithin Super
70 g Avocadoöl

Fertige Creme (55 g):

a) 15 g Fettphase

b) 40 g dest. Wasser
1 Msp. Allantoin

c) 10 Tr. Meristem-Extrakt
1/2 Meßl. D-Panthenol 75
1/2 Meßl. Aloe-vera-10fach-Konzentrat
3 Tr. Parfüm
6 Tr. Paraben K

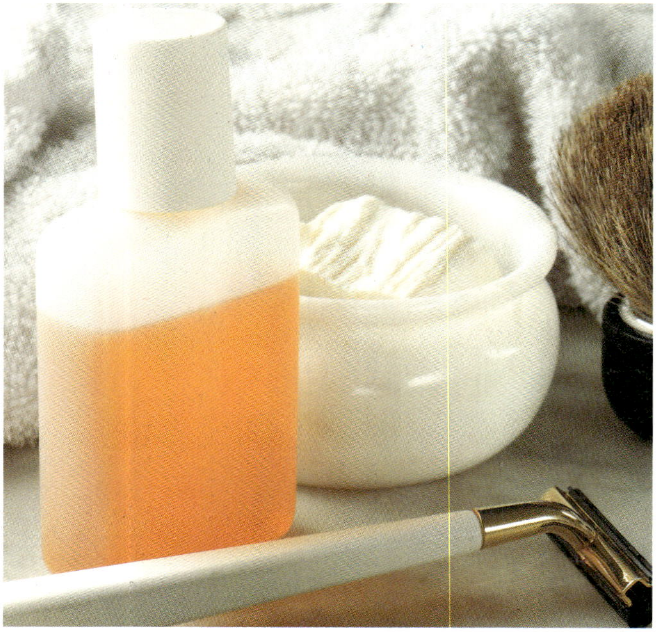

Abb. 58: After shave

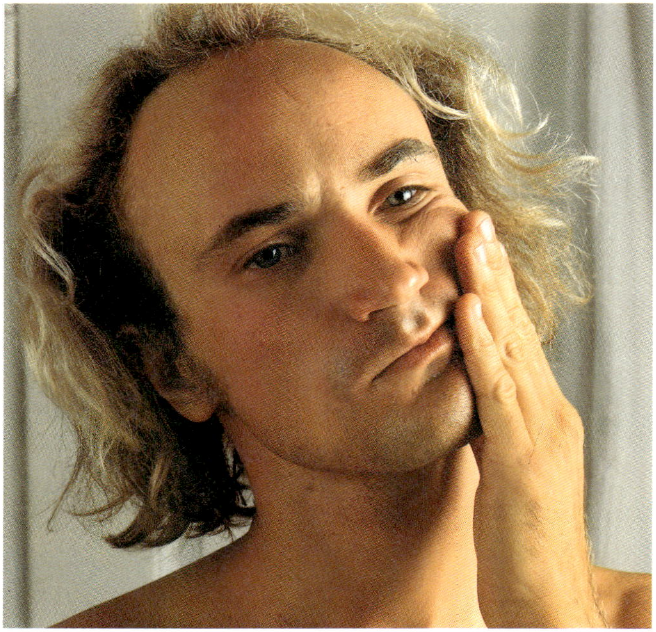

Abb. 59: Ein sanfter After-shave-Balsam beruhigt und pflegt die Haut nach der Rasur.

Allantoin im kochenden Wasser lösen, auf die kalte Fettphase gießen und schütteln. Bei ca. 30 °C die Wirkstoffe unterrühren. Der After-shave-Balsam hat einen niedrigen pH-Wert von ca. 5, um die Wirkung der leicht alkalischen Rasierseife auszugleichen.

Babycreme I

Der richtige Schutz für Babys Po.
Für den täglichen Gebrauch kann die Creme ohne Wirkstoffe angerührt werden. Bei Bedarf geben Sie D-Panthenol und evtl. Bisabolol dazu (zum Beispiel bei Windeldermatitis, *vgl. Seite 29 f.*).

Fettphase:

20 g	Lamecreme
5 g	Bienenwachs
3 g	Fluidlecithin Cm
60 g	Sonnenblumen- oder Sojaöl

Fertige Creme (60 g):

a)	30 g Fettphase 30 g dest. Wasser
b)	evtl. 1/2 Meßl. D-Panthenol 75 evtl. 5 Tr. Bisabolol

Fettphase und destilliertes Wasser werden im feuerfesten Becherglas gemeinsam auf ca. 70 °C erhitzt. Dann alles in ein Schraubglas gießen und kräftig schütteln. Abkühlen lassen, bei ca. 30 °C die Wirkstoffe c) zuge-ben. Ohne Konservierung ist diese Creme ca. 1 Woche im Kühlschrank haltbar.

Babycreme II

Diese Creme enthält keine Wirkstoffe, bei Bedarf kann Meristem-Extrakt zugefügt werden (*vgl. Seite 33*).
Diese Emulsion ist nicht ganz so einfach anzurühren wie die vorhergehende.

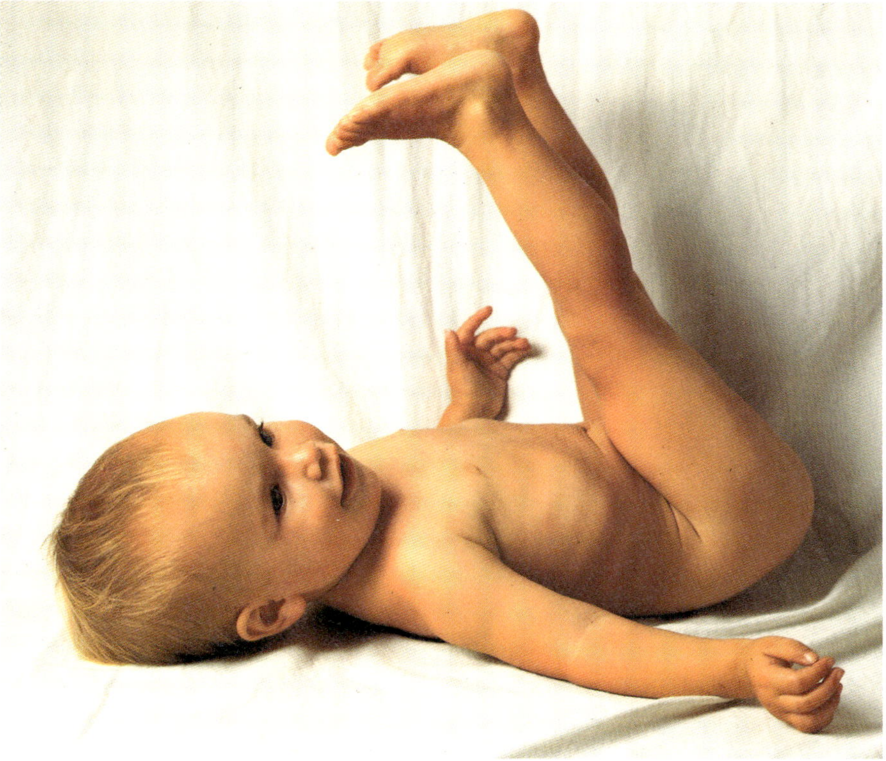

Abb. 60: Zarte Babyhaut sollte täglich mit einer sanften Creme verwöhnt werden.

Fettphase:

8 g	Emulsan
10 g	Ceralan
10 g	Walratersatz
70 g	Sonnenblumen- o. Mandelöl

Fertige Creme (40 g):

a)	20 g Fettphase
b)	20 g dest. Wasser evtl. 7 Tr. Meristem-Extrakt

Fettphase und destilliertes Wasser getrennt in feuerfesten Bechergläsern erhitzen, der Meristem-Extrakt kann ebenfalls mit erhitzt werden. Dann das Wasser auf das Fett gießen und im Schraubglas kräftig schütteln.
Ohne Konservierung ist diese Creme 1 Woche im Kühlschrank haltbar.
Diese Creme wird besonders dick und geschmeidig.

Baby-Ölgel

a)	100 g Sonnenblumenöl 3 g Ceralan
b)	evtl. 10–20 Tr. Bisabolol

Öl und Ceralan werden im feuerfesten Becherglas langsam geschmolzen. Dann vom Feuer nehmen, auf ca. 40 °C abkühlen lassen, evtl. Bisabolol unterrühren. Das Ölgel ist ohne Konservierung lange Zeit haltbar, weil es kein Wasser enthält.
Käufliches Babyöl enthält meist reines Paraffinöl. Versuchen Sie es doch mal mit Pflanzenöl, statt Ceralan kann auch Bienenwachs verwendet werden. Es entsteht ein leichtes, gut verteilbares Ölgel.
Näheres zu Bisabolol, dem Hauptwirkstoff der Kamille, *vgl. Seite 28.*

Bräunen ohne Sonne

Dihydroxyaceton (DHA) heißt die Substanz, die eine Färbung der Oberhaut bewirkt. DHA kommt sogar in kleinen Mengen im menschlichen Organismus selbst vor. Die Substanz entsteht beim Stoffwechsel der Kohlenhydrate. Das Braunwerden der Zähne ist u.a. darauf zurückzuführen.
DHA ist ein Kohlenhydrat, das mit den Zuckern verwandt ist. Hergestellt wird es aus Glycerin, und es hat auch damit eine gewisse Ähnlichkeit. Es ist allerdings nicht flüssig wie Glycerin, sondern es kristallisiert zu größeren Molekülverbänden und sieht dann wie feuchter Zucker aus (Chemiker sprechen vom dimeren Zustand). Im mono-

meren Zustand wirkt der Stoff bräunend. Wenn DHA frisch ist und kühl gelagert wurde, dann entsteht dieser monomere Zustand, sobald es mit Wasser in Berührung kommt. Bei älterem DHA wird der Übergang vom dimeren in den monomeren Zustand verzögert; dann funktioniert es eigentlich nur noch im warmen Wasser. Deshalb muß DHA gut verschlossen im Kühlschrank aufbewahrt werden.
DHA färbt die Haut durch Reaktion mit den Keratinzellen der oberen Hautschicht (Oberhaut). Es bildet sich ein dem Bräunungspigment Melanin ähnlicher Stoff; ein sogenanntes Melanoid. Durch Waschen mit Wasser und Seife ist die Tönung nicht zu beseitigen. DHA verleiht der Haut bereits nach 3–4 Stunden reichlich Bräune, diese hält zwar nur 2–4 Tage, aber Sie können sie zwischendurch ja immer wieder auffrischen.
Allerdings müssen Sie die Creme auf der Haut sehr gleichmäßig verteilen, damit diese nicht streifig wird. Anschließend sofort die Hände waschen, damit die Handinnenflächen nicht braun werden. Hornhaut färbt sich nämlich viel stärker als normale Haut. Besonders im Gesicht kommt es auf gleichmäßige Verteilung an. Seien Sie besonders aufmerksam am Haaransatz. Das gilt auch für Bartträger; denn gerade bei den Herren der Schöpfung scheint diese Art der Bräunung aus der Tube sehr beliebt zu sein, die allemal gesünder ist als zu viel Sonne.
Bei Hautunebenheiten wie Narben kann es zu dunkleren Verfärbungen kommen, das müssen Sie einfach ausprobieren. Normalerweise erhält man aber eine sehr gleichmäßige, schöne Bräune.

Selbstbräunungscreme für trockene Haut

Fettphase:

20 g	Lamecreme
5 g	Fluidlecithin Super
70 g	Avocadoöl

Fertige Creme:

a) 40 g Fettphase

b) 70 g dest. Wasser
¼ Meßl. (0,3 g) Allantoin

c) 20 g dest. Wasser
6 g Dihydroxyaceton (DHA)

d) 13 Tropfen Paraben K
evtl. Parfümierung

Allantoin in kochendem Wasser auflösen und auf die Fettphase gießen, im Schraubglas schütteln und abkühlen lassen. Dihydroxyaceton in kaltem Wasser auflösen und unter die abgekühlte Creme mischen.
Die frisch angerührte Creme bräunt sehr intensiv, im Laufe von mehreren Wochen läßt die Bräunungsfähigkeit etwas nach.
In eine Creme mit DHA dürfen keine Eiweißstoffe (Proteine) gemischt werden, weil sonst die Wirkung verlorengeht. Also bitte kein Kollagen, Proteinpulver, Elastin, Keratin usw. verwenden.

Den selbstbräunenden Wirkstoff können Sie auch in andere Hautpflegecreme-Rezepte einrühren:
Für 30 g fertige Creme brauchen Sie 1,5 g DHA, das in 5 g kaltem destilliertem Wasser aufgelöst wird. Sie werden zum Schluß bei etwa 30 °C in die Creme gerührt. Berücksichtigen Sie aber bei der Menge der Wasserphase die 5 g, mit denen Sie das DHA angerührt haben.

Selbstbräunungscreme für normale bis fettige Haut

Diese Creme ist sehr leicht und läßt sich problemlos am ganzen Körper verteilen.

Fettphase:

20 g	Lamecreme
70 g	Erdnußöl

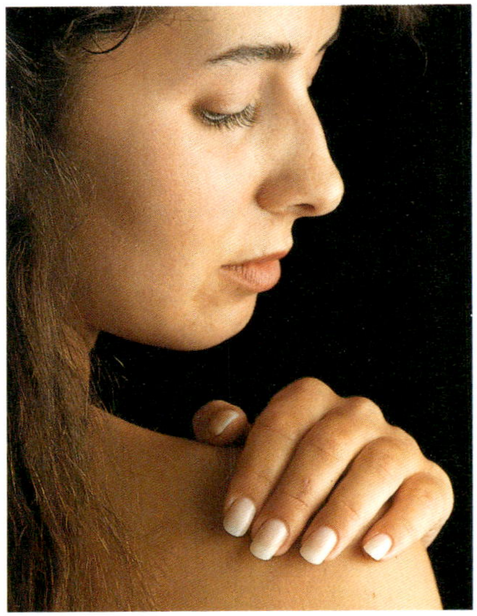

Abb. 61: Achten Sie bei einer Selbstbräunungscreme darauf, daß Sie sie gleichmäßig verteilen, damit die Bräune nicht streifig wird.

Fertige Creme:

a)	40 g Fettphase
b)	70 g dest. Wasser 1/4 Meßl. Allantoin
c)	30 g dest. Wasser 8 g Dihydroxyaceton (DHA)
d)	20 g Kosmetisches Haarwasser D 95% 5 Tr. Parfüm

Allantoin in kochendem Wasser auflösen, auf die Fettphase gießen und im Schraubglas schütteln. Dihydroxyaceton im kalten destillierten Wasser lösen und unter die abgekühlte Creme rühren, dann Alkohol und Parfüm zugeben.
Wer keinen Alkohol mag, gibt einfach mehr Wasser hinzu und konserviert dann mit 17 Tropfen Paraben K.

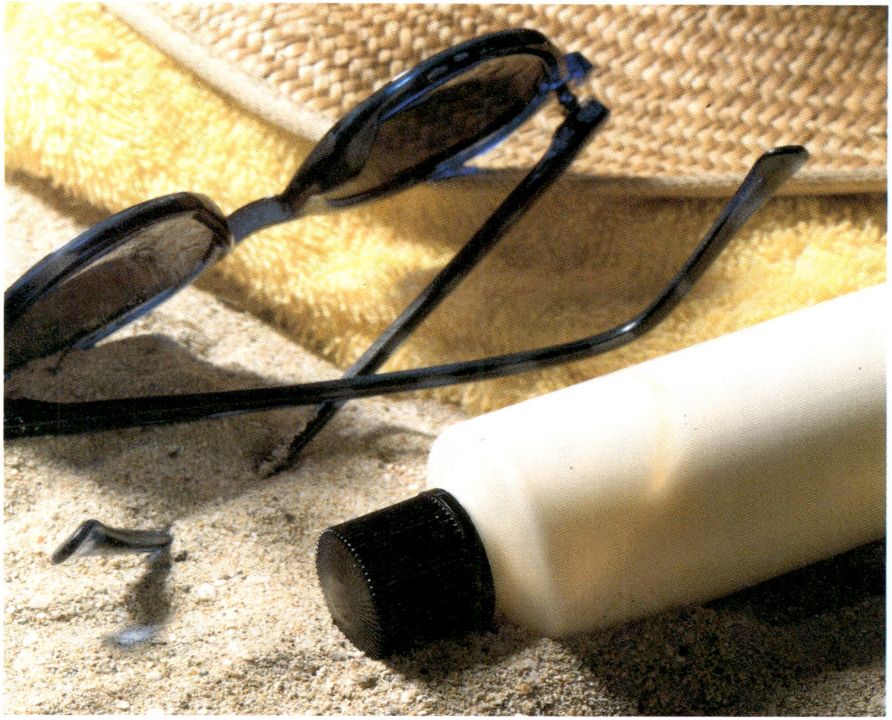

Abb. 62: Genießen Sie die schönste Zeit des Jahres besonders: mit selbsthergestellter Sonnencreme, die auf Ihre individuellen Bedürfnisse abgestimmt ist.

Die sanfte Sonnenkosmetik der Hobbythek

Sonnenschutzfilter

Unter Medizinern und Wissenschaftlern, die sich mit Kosmetik beschäftigen, ist es unbestritten: Die Sonne ist eine der wesentlichsten Ursachen für vorzeitiges Hautaltern. Anders ausgedrückt: Wer sich beim Sonnenbaden vernünftig verhält, kann auch bis ins hohe Alter hinein glatte und makellose Haut retten. Daß dem die Verhaltensweisen der meisten Zeitgenossen diametral entgegenstehen, kann von jedermann an den Stränden der sonnenverwöhnten Urlaubsländer oder an Sonnentagen in unseren Schwimmbädern besichtigt werden. Viele tragen dort ihre Haut regelrecht zu Markte bzw. opfern sie dem Sonnengott „Bräune". Dies in einer Zeit, da das Ozonloch zunehmend die Intensität schädlicher Strahlen, die unsere Erde erreichen, verstärkt. Am schlimmsten ergeht es denen, die sich in luftiger Berghöhe ungeschützt der Sonne aussetzen. In 2000 m Höhe verstärkt sich die Wirkung der Strahlen um mehr als das Doppelte. Kein Wunder, daß Hautärzte generell nicht nur die wesentlich schnellere Hautalterung feststellen, sondern auch immer mehr Hautkrebs diagnostizieren müssen.
Daß das nicht so sein muß und daß Sie sich trotzdem ihre „vernünftige" Bräune holen können, dazu möchten wir auch mit unserer Kosmetik etwas beitragen.

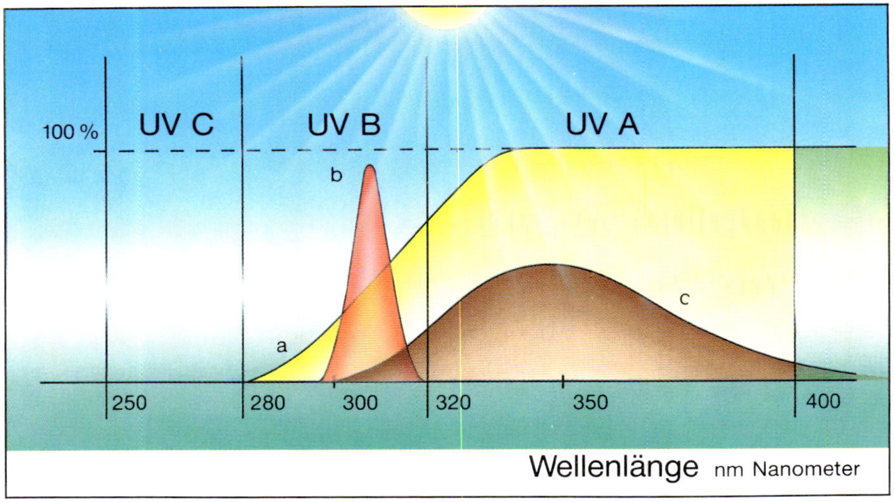

Abb. 63: a) Die Sonnenstrahlung, die die Erde erreicht; *b)* die Strahlung, die den Sonnenbrand bewirkt; *c)* diese Strahlung bewirkt die Bräunung der Haut.

Sonne ist nicht grundsätzlich schädlich, wenn aber, dann sind besonders zwei Strahlenarten die Übeltäter, die UV-B- und die UV-C-Strahlen. Sie tragen dabei noch nicht einmal zur generellen Bräune bei (*vgl. Abb. 63*).
Wenn man dafür sorgt, daß diese Strahlen die Haut nicht erreichen, dann wird das Gefahrenpotential auf ein Minimum reduziert. Gott sei Dank werden durch die Lufthülle, die Ozonschicht und das Magnetfeld der Erde, die harten Strahlen inklusive der radioaktiven Strahlen und Partikel abgefangen. Das gilt auch für die UV-C-Strahlen, die höchstens in Berghöhen ab 4000 m noch festzustellen sind. Die energiereichsten Strahlen, die uns hier unten erreichen, sind die UV-B-Strahlen. Deshalb sollte ein Sonnenschutzmittel besonders diese aufhalten bzw. reduzieren. Durch diese Maßnahme kann in jedem Fall schon einmal dem Sonnenbrand vorgebeugt werden, der jedesmal eine erhebliche und zum Teil nicht mehr korrigierbare Verletzung der Haut darstellt. Jeder Sonnenbrand erhöht mit der Zeit die Hautkrebsgefahr, und deshalb sollten wir besonders unsere Kinder, die ja noch einiges an Leben vor sich haben und die Gefahr noch nicht rational einschätzen können, vor den Folgen zu intensiver Sonnenbestrahlung schützen. Für diese haben wir sogar einen zusätzlichen Sonnenschutzfilter in unser Sortiment aufgenommen, der nicht nur die UV-B-Strahlen abblockt, sondern auch die an sich bräunenden UV-A-Strahlen einbezieht. Selbstverständlich ist dieser Sonnenschutzfilter auch für Erwachsene geeignet, die extrem sonnenempfindlich sind oder ihre vornehme Blässe bewahren wollen.

Der UV-A-Anteil der Sonnenstrahlen ist vor allem für die Bräunung verantwortlich. Dem haben wir bei der Auswahl der Filter Rechnung getragen, d.h., wenn Sie unsere Sonnenschutzfilter-Substanzen SoFiO, SoFiW 50 % oder SoFiO Super anwenden, können Sie sicher sein, selbst bei hohem Sonnenschutzfaktor genauso braun zu werden, wie Sie es bisher gewöhnt waren, allerdings mit wesentlich geringerem Risiko. Wie Sie in der *Abbildung 65* erkennen können, wirken diese 3 Filter vorwiegend UV-B-reduzierend, nur SoFiTix ist ein sogenannter Breitbandblocker.
Damit Sie anfangs nicht enttäuscht sind, sollten Sie wissen, daß die Bräunung wegen der hautschonenden Wirkung unserer Sonnenschutzmittel in den ersten Tagen etwas weniger sichtbar wird, als wenn Sie ungeschützt die Haut der Sonne preisgeben. Was allerdings nur fehlt, ist die Rötung, die eigentlich die Vorstufe eines Sonnenbrandes ist. Sie sollten dazu wissen, daß eine leichte Reizung der Haut die nachhaltige Bräune erheblich behindern kann, denn nach dem Abheilen der leichten Entzündung stößt die Haut die Zellen schnellstens wieder ab. Das ist dann daran erkennbar, daß recht bald danach – vor allen Dingen nach einem Vollbad – die Haut mühelos abgerubbelt werden kann. Dies ist bei richtigem Sonnenschutz nicht der Fall. Die Bräunung dauert wesentlich länger an, wie uns in vielen Zuschriften immer wieder bestätigt wurde. Wichtig ist dabei, daß Sie Ihre Sonnenschutzcreme oder -milch auch dann weiter anwenden, wenn Sie glauben, daß die Haut sich schon an die Sonne gewöhnt hat. In der Regel ist die Bräunung dafür

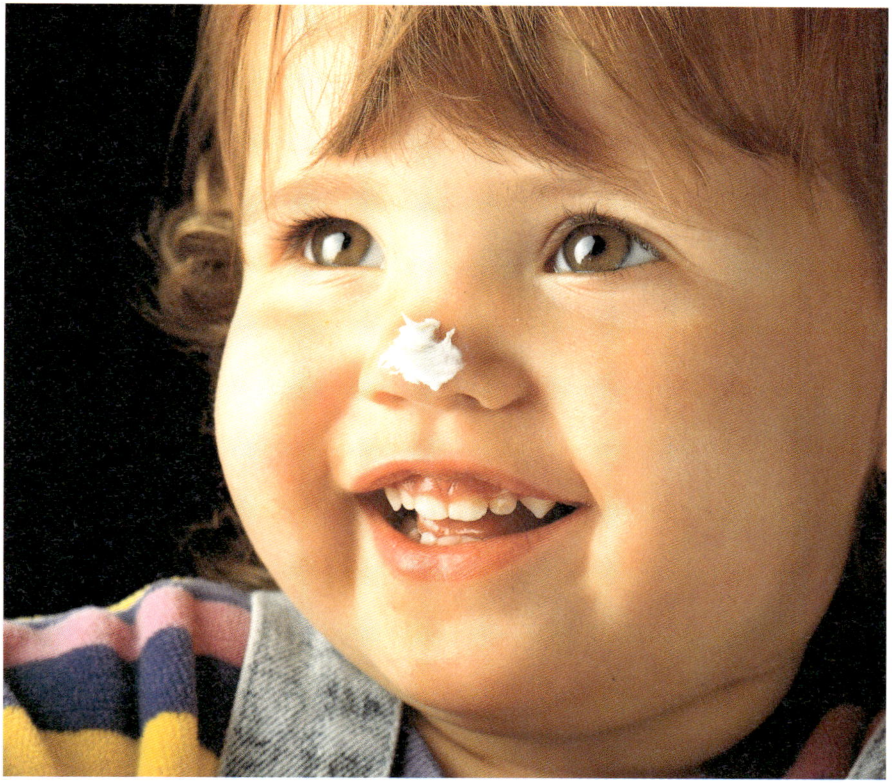

Abb. 64: Kinder sollten besonders vor intensiver Sonnenbestrahlung geschützt werden.

ein Anzeichen, aber die UV-B-Strahlen können immer noch ihr Unheil anrichten, d. h. vorzeitige Alterungsprozesse durch Zellschädigung auslösen oder Radikale auf der Haut bilden. Um letztere abzuschwächen, empfehlen wir in jedem Fa l, D-Panthenol und Vitamin E in der Rezeptur nicht zu vergessen (*vgl. Seite 29* und *39 f.*).
Hier nun die Beschreibung der einzelnen Sonnenschutzfiltersubstanzen.

Wir haben diese sehr sorgfältig ausgesucht, und eine Hautschädigung ist nicht zu erwarten. Allerdings sollten allergiegefährdete Menschen vielleicht vorher einen Allergietest durchführen (*s. Seite 27*).
Wir haben bewußt sowohl zwei öllösliche als auch einen wasserlöslichen Filter in unser Sortiment einbezogen, hinzu kommt noch ein Filter auf der Basis mineralischer Rohstoffe.

Mit diesen vier Substanzen lassen sich ausreichend viele Rezeptkombinationen realisieren. Selbstverständlich haben wir auf das Know-how der Chemiker zurückgegriffen. Natürliche Sonnenschutzfilter in dieser Wirksamkeit gibt es leider nicht, auch hier sind wir nach Abwägung aller Vor- und Nachteile nach dem Prinzip des kleineren Übels vorgegangen (*vgl. Seite 9 ff.*).
Den Substanzen haben wir Namen gegeben, die sich leicht behalten lassen: SoFi heißt Sonnenfilter, und der Nachbuchstabe O oder W bedeutet Oel bzw. Wasser. SoFiTix heißt Sonnenfilter Titandioxid (siehe dazu die Beschreibung der Substanz auf *Seite 83*).

SoFiO

Dies ist eine öllösliche UV-Filtersubstanz, die im UV-Spektrum weitgehend die UV-B-Strahlen abschwächt (*siehe Abb. 65*).
In der Kosmetikverordnung ist sie in der Anlage B Nr. 25 unbegrenzt zugelassen. In der „blauen Liste", die auf Initiative einer Gruppe von Ärzten und Kosmetik-Wissenschaftlern entstanden ist, wird SoFiO unter der Codenummer UV 122 geführt. In der „blauen Liste" werden übrigens alle in Frage kommenden Stoffe nach chemischen Eigenschaften und ihrer Formel aufgelistet, aber auch die exakten Bezeichnungen im Hinblick auf mögliche Wirkungen auf die Haut. Besonders wichtig ist, daß aus dieser Liste auch die toxikologische Klassifikation d. h. die Giftigkeit, zu entnehmen ist. Jeder Stoff hat eine Kennzeichnungsnummer erhalten, die es dem Arzt ermöglicht, nachzuforschen, ob z.B. seine Aller-

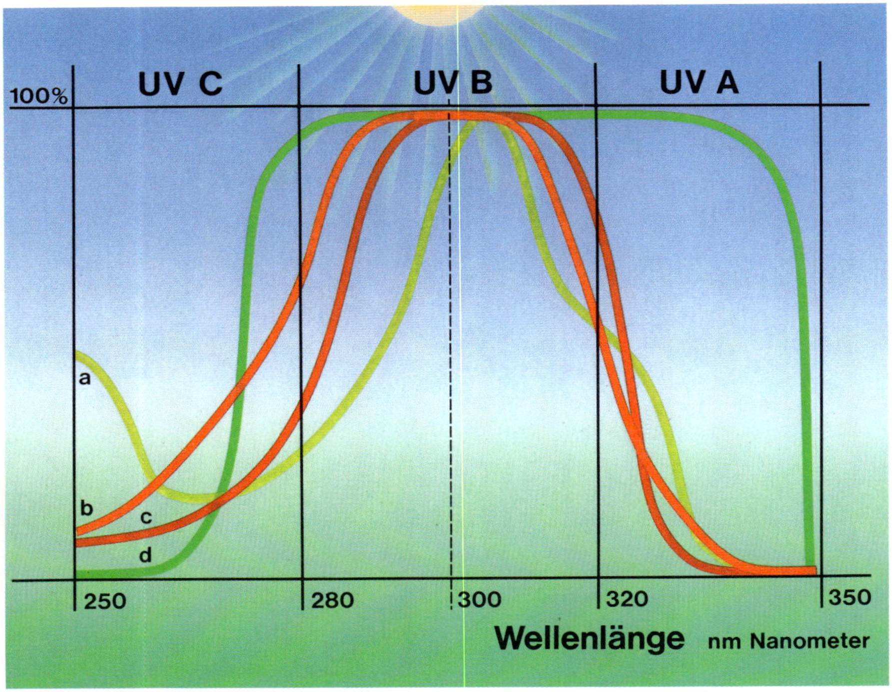

Abb. 65: Sonnenschutzfilterwirkung unserer in Cremes eingesetzten Filter: *a)* SoFiW; *b)* SoFiO; *c)* SoFiO Super; *d)* SoFiTix

giepatienten bestimmte Produkte angewendet haben. Die Codenummer soll demnächst auf allen Packungen kosmetischer Produkte aufgedruckt sein, und zwar ähnlich, wie schon heute auf Lebensmitteln. Wenn Sie Probleme haben, dann machen Sie Ihren Arzt auf diese Codenummer aufmerksam.
Die zulässige Höchstkonzentration von unserem SoFiO beträgt 6%. Damit läßt sich ein relativ hoher Sonnenschutzfaktor erzielen, besonders in einer Emulsion.
SoFiO ist als Pulver erhältlich und wird in Ö durch leichtes Erwärmen aufgelöst. Im Urlaub kann man die Flasche mit Pflanzenöl und SoFiO zum Aufschmelzen des Filters in ein schwarzes Tuch wickeln und in die Sonne stellen.
SoFiO ist für heiß angerührte und kalt angerührte Emulsionen geeignet. Ein genauer Sonnenschutzfaktor ist schwer anzugeben, er hängt weitgehend auch von der Beschaffenheit der Haut ab. Hier aber einige grobe Anhaltspunkte:
Mit 1% bzw. 1 g SoFiO-Pulver in 100 g Creme oder Milch erzielen Sie einen Sonnenschutzfaktor von ca. 2. Mit 3% bzw. 3 g (=2½ Meßl.) SoFiO kommen Sie auf einen ungefähren Sonnenschutzfaktor von 4. Mit 4% bzw. 4 g (=3½ Meßl.) SoFiO pro 100 g Creme kommen Sie ungefähr zu einem Sonnenschutzfaktor von 5–6.
Mit SoFiW 50 % kombiniert, können Sie den Sonnenschutzfaktor zusätzlich erhöhen. Bei einer Kombination z.B. von 3% SoFiO und 10% SoFiW 50 % kommen Sie auf einen Sonnenschutzfaktor von ca. 12. Vielleicht ist noch interessant zu erwähnen, daß SoFiO-Pulver eine Art Wachs darstellt und selbstverständlich nicht konserviert ist.

SoFiW 50%

Dies ist unser wasserlöslicher UV-Filter. 50% bedeutet, daß wir die Substanz mit destilliertem Wasser zur Hälfte verdünnt haben, weil wir bei unserem ursprünglichen Mittel SoFiW die Erfahrung gemacht haben, daß es auf Dauer auskristallisieren kann, insbesondere bei Lagerung unter niedrigen Temperaturen. Wenn Sie mit diesem neuen SoFiW 50% die alten Rezepte aus den anderen Büchern realisieren wollen, dann müssen Sie jeweils die doppelte Menge einsetzen, z.B. 3 g SoFiW (alt) entsprechen 6 g SoFiW 50%.
SoFiW 50% ist nach der Kosmetikverordnung in Teil A Nr. 6 bis zu einer Höchstmenge von über 20% zugelassen. Es ist leicht konserviert mit unserem Paraben K. SoFiW dringt garantiert nicht in die Haut ein und hat die Codenummer der „blauen Liste" UV 854.
SoFiW 50% wird in die Wasserphase eingerührt, oder Sie können es auch nachträglich in die Creme einarbeiten. Mit SoFiW 50 % lassen sich auch ölfreie Sonnenschutzgels sowohl für die Haut als auch für die Haare herstellen.

SoFiW 50 % ist besonders wirksam in Kombination mit SoFiO. Für sich allein erreichen Sie mit SoFiW 50 % bei einem Zusatz von 2 %, d. h. 2 g (1 Meßl.) auf 100 g Creme, etwa einen Sonnenschutzfaktor von 4. Mit 5 % bzw. 5 g (2 Meßl.) einen Sonnenschutzfaktor von ca. 5–6. Höhere Mengen sind etwas problematisch, weil SoFiW50% leicht klebt. Wenn Sie, was empfehlenswert ist, noch höhere Sonnenschutzfaktoren wünschen, dann empfehlen wir Ihnen unser SoFiO Super.

SoFiO Super

Dies ist eine öllösliche Sonnenfiltersubstanz, die von Fachleuten als Errungenschaft gefeiert wird. Vor allem die Toxikologen haben schon immer darauf hingewiesen, daß manche bisher in Sonnenschutzcremes eingesetzten Filtersubstanzen nicht immer völlig ungiftig sind. Bisher hat dies die Kosmetik nur wenig zur Kenntnis genommen, weil man annahm, daß die Substanzen nicht in die Haut eindringen. Dies ist aber nicht ganz der Fall, eine geringe Menge kann stets die Hautbarriere überwinden und damit in den Kreislauf geraten. Das bedeutet nun nicht, daß unbedingt eine akute Vergiftung daraus resultieren könnte, aber es kann durchaus sein, daß manche Kopfschmerzen nicht nur auf übermäßige Sonnenbestrahlung beim Sonnenbad zurückzuführen sind. Bei dem neuen Sonnenschutzfilter SoFiO Super ist dies garantiert nicht der Fall. Das Molekül ist so groß, daß es die Haut nicht passieren kann, und es ist außerdem auch noch völlig ungiftig.
Weil wir bereits eine öllösliche Filtersubstanz im Programm haben, wurde der Zusatz „Super" hinzugefügt, weil es wirklich eine exzellente Wirkung besitzt.
SoFiO Super ist eine wachsartige Substanz, die in Pulverform angeboten wird. Ihr Schmelzpunkt liegt etwa bei 115 °C. Sie ist selbstverständlich in der Kosmetikverordnung zugelassen und wird in der angesprochenen „blauen Liste" unter der Code-Nr. UV 901 geführt.
Trotz aller Vorteile haben wir uns schwer mit der Entwicklung von Rezepten auf Basis von SoFiO Super getan. Das liegt daran, daß SoFiO Super physikalisch ein Verhalten an den Tag legt, das nicht einfach zu bewältigen war.
SoFiO Super ist generell schwer löslich: in Wasser gar nicht –, aber das ist bei einem potentiellen öllöslichen Filter ja auch gar nicht zu erwarten –, aber leider ist es auch nur sehr schwer in Öl aufzulösen, vor allem in Pflanzenölen, die wir ja bisher ausschließlich verwendet haben. Es ist uns zwar durch Erhitzen gelungen, wesentlich mehr als die in Prospekten angegebenen Lösungsgrade von 1% in Soja- oder Erdnußöl unterzubringen, aber das Problem bestand darin, daß das SoFiO Super dann nach 3–4 Tagen wieder auskristallisiert, damit verliert es aber einen erheblichen Teil seiner Filterwirkung. Wir kamen zwar damit einigermaßen klar, und zwar indem wir eben nur soviel anrührten, wie wir in 3–4 Tagen verbrauchten. Aber um dies einem breiten Anwenderkreis zu empfehlen, erschien uns das Verfahren doch zu kompliziert. Trotzdem profitierten wir von diesen Versuchen. Sie zeigten uns, daß die Entwickler der Substanz nicht zuviel versprochen hatten. Nicht nur wir, sondern alle, die probeweise von uns mit entsprechenden Sonnenschutzcremes versorgt wurden, waren begeistert. Auch extrem sonnenempfindliche Personen hatten keine Probleme mehr – selbst solchen, die sonst von Sonnenallergie geplagt werden, konnte geholfen werden. Für diejenigen, die dieses Rezept interessiert, hier also die Darstellung:

a) 30 g Sojaöl
 3 g SoFiO Super
 4 g Lamecreme
 2 g Lecithin
 3 g Vitamin-E-Acetat

b) 60–80 g dest. Wasser

c) 1 Meßl. D-Panthenol 75
 20 Tr. Meristem-Extrakt
 evtl. Parfüm

Wir erwärmten Soja- oder Erdnußöl, in das wir 10 % SoFiO Super (30 g Öl/3 g SoFiO Super) eingemischt hatten, bis auf 125 °C und rührten so lange, bis die Mischung klar wurde. Dann ließen wir sie auf etwa 80 °C abkühlen und gaben den Emulgator, z.B. 4 g Lamecreme und 2 g Fluidlecithin Cm, hinein, zusätzlich noch 3 g Vitamin-E-Acetat und erhielten damit die Fettphase. Dann fügten wir die Wasserphase hinzu, und zwar ein Teil Fettphase und 1,5–2 Teile Wasserphase, d.h. also 60–80 g oder ml destilliertes Wasser. Nach Rühren oder Schütteln und entsprechendem Abkühlen auf Handwärme kamen dann noch 1 Meßlöffel D-Panthenol und gegebenenfalls 20 Tropfen Meristem-Extrakt hinein. Für Allergieunempfindliche kam auch noch die Nase zu ihrem Recht, und zwar mit ein paar Tropfen Parfüm. Konservieren war nicht nötig, weil die Sonnenschutzcreme sowieso wegen der Rekristallisation vom SoFiO Super nicht länger als 3–4 Tage wirksam war. Wir erhielten so ein tolles Sonnenschutzmittel (Sonnenschutzfaktor mind. 8), der einzige Nachteil: Das Verfahren ist sehr aufwendig. Vor allem im Urlaub ist es kaum zu praktizieren. Deshalb haben wir nach einem Ausweg gesucht, wir fanden ihn mit Hilfe eines Öls, in dem SoFiO Super in wesentlich höheren Dosierungen löslich ist. Wir haben es Sonöl genannt.

Sonöl

Mit diesem Öl mußten wir allerdings eine Konzession an unsere Philosophie machen, die uns zunächst schwergefallen ist, denn es ist nicht mehr rein natürlich. Es besitzt zwar eine natürliche Basis, es wird aus Kokosfett gewonnen, aber das Endprodukt hat einen Ethoxilierungsvorgang durchlaufen, wodurch es hydrophil, d.h. wasservermischbar wurde. Das können Sie daran erkennen, daß, wenn Sie Wasser hineinschütten, sofort eine Milch entsteht. Bei der Ethoxilierung können unter schlechten chemischen Prozeßführungen Dioxane entstehen. Die Herstellfirma hat uns da allerdings die absolute Garantie gegeben, daß bei der Qualität, die für unsere Anwendungen ausgeliefert wird, Dioxane selbst bei den heutzutage extrem empfindlichen Analyse-Methoden nicht nachweisbar sind, gleiches gilt für freies Ethylen-Oxid. Ich glaube, daß dies ebenso wie uns auch die beruhigen wird, die der Chemie skeptisch gegenüberstehen. In jedem Fall können Sie davon ausgehen, daß Sonöl auf der Haut keine Schäden hinterläßt, im Gegenteil, es wirkt ausgesprochen angenehm und ist im übrigen in vielen käuflichen Produkten seit langem enthalten, auch in manchen Spitzen-Cremes.

Selbstverständlich entspricht unser Sonöl auch den in der Kosmetik-Verordnung vorgeschriebenen Kriterien. Dort wird es unter dem Begriff Polyol-Fettsäure-Ester geführt und hat die CTFA-Bezeichnung: PEG-7-Glyceryl Cocoate. Es ist eine hellgelbe, ölige Flüssigkeit mit schwachem Eigengeruch. Allergiereaktionen sind auch unter Sonnenbestrahlung nicht beobachtet worden.

Sonöl ist äußerst temperaturbeständig. Ohne daß chemische Veränderungen erfolgen, kann es bis über 150 °C erhitzt werden. Allerdings ist beim Erhitzen von Öl stets Vorsicht geboten. Erhitzen Sie es auf keinen Fall über 200 °C, denn sein Flammpunkt liegt um 260 °C. Das ist der Punkt, wo es sich leicht entzünden kann, aber in der Hinsicht ist Sonöl weniger problematisch als solche Öle, die in der Küche beim Kochen verwendet werden, zum Beispiel beim Fritieren oder Braten. Selbst mineralisches Paraffinöl oder festes Paraffin sind in dieser Hinsicht wesentlich gefährlicher.

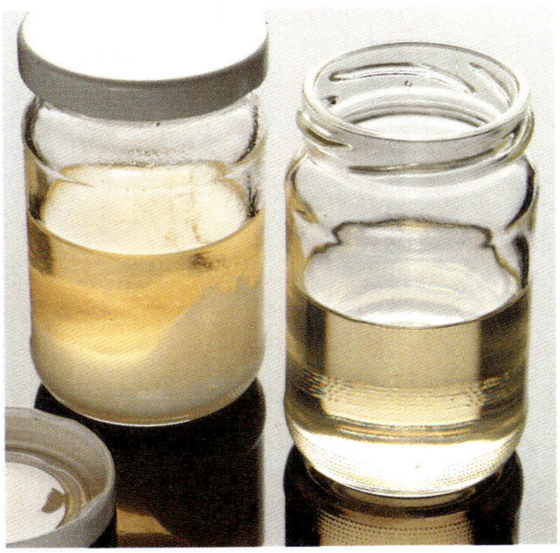

Die Sonöl-SoFiO-Super-Vormischung

Aufgrund dieser Daten können wir ohne Bedenken jetzt eine Vormischung von unserem Sonöl mit SoFiO Super empfehlen. Der Vorteil von Sonöl ist, daß selbst dann, wenn hohe Konzentrationen vorliegen, die Rekristallisation äußerst langsam erfolgt, Mischungen von bis zu 1:1, d.h. 50 % SoFiO Super mit 50% Sonöl sind möglich. Zum Teil bleiben diese Lösungen monatelang stabil. Wir haben uns letztlich für eine Mischung von 40% SoFiO Super und 60% Sonöl entschieden. Wir nennen sie in Zukunft S.F.-Vormischung. Diese hohe Konzentration bringt den Vorteil, daß nur ganz geringe Mengen vom Sonöl in der Endrezeptur des fertigen Sonnenschutzpräparates

Abb. 66: S.F.-Vormischung; (*rechts*) klar und mit beginnender Kristallbildung (*links*).

nötig sind. (Zur Herstellung der S.F.-Vormischung siehe *Seite 85 ff.*)
Die Vormischung ist auch aus dem Grund empfehlenswert, weil Sie damit auf einen Blick erkennen können, ob die Rekristallisation bereits begonnen hat. Wenn, dann setzen sich die Kristalle meistens zunächst unten am Boden an und wachsen dann langsam nach oben, wie man das ja auch bei Auskristallisierung von Salzen oder Zucker beobachten kann. Damit Sie dieses stets unter Kontrolle haben, empfehlen wir Ihnen, die S.F.-Vormischung möglichst in einem klaren Glas, z.B. in einem Marmeladenglas mit Twist-Off-Verschluß oder einem kleinen Glasfläschchen aufzubewahren. Sollten Sie eine Rekristallisation beobachten, dann erhitzen Sie das Ganze noch einmal wie oben beschrieben, und Ihre S.F.-Vormischung ist wieder voll wirksam. Übrigens: Sollten Sie eine Mikrowelle zur Verfügung haben, dann läßt sich die möglicherweise rekristallisierte S.F.-Mischung darin ganz unproblematisch erhitzen, und zwar in dem Glas, in dem Sie sie aufbewahrt haben. Allerdings auch hier Vorsicht vor Überhitzung. In der fertigen Creme ist die Kontrolle auf Kristallisierung nicht mehr gewährleistet, das kann man eigentlich nur unter dem Mikroskop überprüfen. Wir haben dies bei unseren Vorarbeiten getan und festgestellt, daß in der Emulsion der Creme die Rekristallisation zwar auch beginnt, aber eine Haltbarkeit von 2–3 Wochen doch gewährleistet ist. SoFiO Super ist also die richtige Substanz für Selbermacher. Wenn die Substanz in fertigen handelsüblichen Cremes eingesetzt wird, dann müssen, weil wesentlich längere Haltbarkeitszeiträume nötig sind, zur Rekristallisationsverzögerung zusätzliche chemische Substanzen in der Creme untergebracht werden. Ob die immer für die Haut gut sind, ist eine andere Frage.

SoFiTix

Die sonnenblockierende Filtersubstanz dieses UV-Filters ist ein völlig ungiftiges Titandioxid, ein weißes Pulver, das auch in teuren Kosmetikartikeln und Schminkfarben verwandt wird. Weiß wirkt es, weil es das Licht fast völlig zurückwirft. Allerdings ist normales Pigmentpulver als Sonnenfilter nicht zu verwenden, denn wer läuft schon gerne mit weißgeschminkter Haut herum.

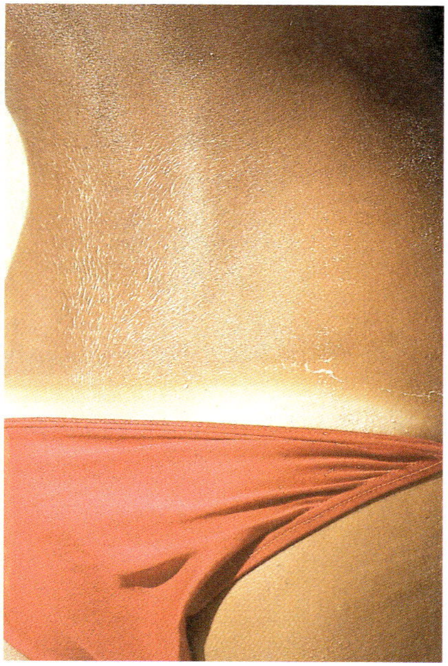

Abb. 67: Mit der richtigen Sonnencreme können Sie so braun werden, ohne eine Schädigung der Haut befürchten zu müssen.

Unser Titandioxid, das wir SoFiTix (Sonnenfilter-Titandioxid) genannt haben, besteht daher aus einem Puder, das in Öl oder auch in einer Creme völlig durchsichtig wird, weil es in unglaublich feingemahlenem Zustand vorliegt. Es ist so zermahlen, daß die einzelnen Partikel kleiner sind als die Wellenlänge des Lichts, und zwar in einem Durchmesser von etwa 30 Nanometer, das sind 30 millionstel Millimeter. Stellen Sie sich 30 000 Partikel aneinandergereiht vor, das ergibt knapp einen Millimeter.
Das Pulver, in dünner Schicht aufgetragen, blockt fast völlig die UV-B- und UV-A-Strahlen ab. In Fett oder Creme eingearbeitet, lassen sich damit also höchste Sonnenschutzfaktoren erreichen. Offiziell kann man bereits eine Sonnenschutzcreme als Sunblocker bezeichnen, wenn der Sonnenschutzfaktor über 12 liegt, und das ist bei diesem Titandioxid ganz klar der Fall.

Sonnenschutzcremes und Sonnenschutzmilch mit SoFiO

Sonnenmilch und Sonnencreme mit SoFiO

Fettphase:

20 g	Lamecreme
8 g	Fluidlecithin Cm
70 g	Sesamöl

Fertige Milch:

a)	20 g Fettphase 1,2 g (1 gestr. Meßl.) SoFiO (ergibt den Sonnenschutzfaktor 5–6) oder 2,5 g (2 Meßl.) SoFiO (ergibt den Sonnenschutzfaktor 8) 1–3 g Vitamin-E-Acetat
b)	35 g dest. Wasser
c)	½ bis 1 Meßl. D-Panthenol 75 evtl. 10 Tr. Meristem-Extrakt evtl. 7 Tr. Paraben K

Fettphase und SoFiO im feuerfesten Becherglas schmelzen, bis alles gelöst ist, dann vom Feuer nehmen und Vitamin-E-Acetat zugeben (Temperatur muß unter 60 °C sein). Destilliertes Wasser erhitzen bzw., wenn nicht keimfrei, kurz aufkochen und etwas abkühlen lassen. Dann entweder das Wasser in das Becherglas mit dem Fett gießen und rühren oder beides in ein kleines Schraubglas geben und schütteln. Die Abkühlung kann durch Eintauchen in kaltes Wasser beschleunigt werden. Wenn alles Handwärme erreicht hat, geben Sie D-Panthenol und Meristem-Extrakt und eventuell Paraben K und Parfüm hinzu. Nochmals gut durchrühren oder schütteln. So erhalten Sie eine sehr leichte und angenehme Creme.
Wenn Sie statt der 35 g Wasser 55 g nehmen, dann entsteht eine Sonnenschutzmilch.

Sonnenschutzmilch (O/W) Sonnenschutzfaktor 5–6

Fettphase:

10 g	Tegomuls
10 g	Lamecreme
3 g	Fluidlecithin Super
70 g	Erdnußöl

Fertige Milch:

a)	40 g Fettphase 1,5–2 g (1 geh. Meßl.) SoFiO 3 g Vitamin-E-Acetat
b)	120 g dest. Wasser 7 g (3 Meßl.) SoFiW 50 %
c)	5 g (ca. 2 Meßl.) D-Panthenol 75 30 Tr. Meristem-Extrakt 17 Tr. Paraben K

Herstellung wie beim vorigen Rezept, d.h. Fettphase und SoFiO im feuerfesten Becherglas schmelzen und nach Abkühlung Vitamin-E-Acetat zugeben. Dann destilliertes Wasser erhitzen, SoFiW 50 % unterrühren und mit der angereicherten Fettphase verrühren oder im Schraubglas schütteln. Zum Schluß D-Panthenol, Meristem-Extrakt und Konservierungsstoffe und Parfüm zurühren.
Wenn die Einsatzmenge von SoFiO und SoFiW 50 % verdoppelt wird, erreicht man einen Sonnenschutzfaktor von 8–9.

Selbstverständlich können Sie auch andere Rezepte mit eigener Zusammenstellung entwickeln, z.B. mit anderen Ölen. Besonders interessant ist Jojobaöl, das relativ wenig spreitet (siehe *Seite 85*) und vor allen Dingen eine relativ wasserbeständige Sonnenschutzcreme ermöglicht. Als Vorschlag hier eine Creme mit Jojobaöl, welches ja ein flüssiges Wachs und deshalb besonders wasserabweisend ist:

Wasserbeständige Sonnenmilch (W/O) Sonnenschutzfaktor 5–8

Fettphase:

7 g	Emulsan
5 g	Fluidlecithin Cm
70 g	Jojobaöl

Fertige Sonnenmilch:

a)	30 g Fettphase 1,5 g (1 Meßl.) SoFiO (ergibt den Sonnenschutzfaktor 5–6) oder 3 g (2 Meßl.) SoFiO (ergibt ungefähr den Sonnenschutzfaktor 8) 2 g (1 Meßl.) Vitamin-E-Acetat
b)	30 g dest. Wasser 10 Tr. Meristem-Extrakt
c)	1,5 g (½ Meßl.) D-Panthenol 75 evtl. 6 Tr. Paraben K

Herstellung wie oben beschrieben.
Diese Creme ist relativ wasserbeständig. Man sollte sich allerdings, ebenso wie bei käuflichen Sonnenschutzmitteln, nicht allzusehr darauf verlassen. Es empfiehlt sich in jedem Fall von Zeit zu Zeit, vor allen Dingen in den ersten Tagen, in denen man mit der Sonne intensiv in Berührung kommt, das Eincremen mehrfach zu wiederholen. Die-

se Sonnencreme ist auch speziell für die Haut um die Augen herum geeignet, weil Jojobaöl wenige spreitet, d.h. auf der Haut entlangkriecht. Dadurch gelangt die Creme weniger in die empfindlichen Augenschleimhäute.

Sonnencremes und Sonnenmilch mit SoFiO Super

Die Vorteile von SoFiO Super haben wir bereits auf *Seite 81* beschrieben. Weil es im normalen Pflanzenöl auskristallisiert, empfehlen wir, es in Sonöl vorzulösen. Diese Sonöl-SoFiO-Super-Lösung haben wir S.F.-Vormischung genannt.

Herstellung der S.F.-Vormischung:

Geben Sie

60 g	Sonöl und
40 g	SoFiO Super

in ein feuerfestes Becherglas, und erhitzen Sie beide Substanzen auf kleiner Flamme so lange, bis das Pulver aufgelöst ist. Wenn Sie permanent rühren, dann können Sie die Heizplatte auch etwas höher einstellen, aber achten Sie darauf, daß das Pulver unten nicht anbrennt. Sie merken auf einen Blick, wenn die Substanz beginnt, sich im Sonöl zu lösen. Das ist etwa bei 105–110 °C der Fall. Lassen Sie es dann so lange auf dem Feuer, bis die Öl-Lösung sich vollständig aufklart. In der Regel ist dies bei 120 °C geschehen. Wenn Sie die Lösung einigermaßen achtsam erhitzen, dann brauchen Sie nicht unbedingt ein Thermometer. Sie merken schon, wenn das Öl zu heiß wird, dann beginnt es nämlich etwas schneller zu verdunsten und entwickelt einen leichten Geruch. In jedem Fall passen Sie auf, daß die Temperatur nicht über 130 °C steigt.
Wichtig ist vor allen Dingen, daß nicht kleine, unaufgelöste Partikel vom SoFiO Super in der Lösung zurückbleiben. Sie könnten sonst den Keim für eine schnellere Rekristallisierung bilden, man spricht ja dann auch vom Rekristallisationskeim. Die Lösung muß – wie gesagt – völlig durchsichtig sein. Damit auch am Topf oder Becherglasrand keine ungeschmolzenen SoFiO-Spuren zurückbleiben, benetzen Sie die seitlichen Stellen von Zeit zu Zeit mit dem heißen Öl. Anschließend gießen Sie alles am besten in ein kleines Glas mit Schraubverschluß.
Mit dieser S.F.-Vormischung können Sie jetzt auch kalt angerührte Rezepte verwirklichen. Das ist besonders für den Urlaub angebracht. Vor der Abreise empfiehlt es sich, eine ausreichende Menge der S.F.-Vormischung herzustellen. Damit können Sie selbst im Hotelzimmer oder sogar am Strand Ihre Sonnenschutzcreme ohne Schwierigkeiten zusammenmixen. Damit Sie es einfacher dosieren können, geben wir die Mengen in den Rezepten für die kaltgerührten Cremes in Milliliter an. Sie brauchen dann keine Waage, sondern nur kleine Plastikmeßbecher mit Skala oder Meßlöffel. Die entsprechenden Angaben gibt es auch in Gramm für alle, die lieber abwiegen. Hier nun also zunächst die Rezepte für kaltgerührte Cremes:

Kaltgerührte Sonnenschutzcreme Lichtschutzfaktor 8–12

a) 8–12 ml (10–15 g) S.F.-Vormischung
15 ml (14 g) Fluidlecithin Cm oder Fluidlecithin Super
25 ml (23 g) Pflanzenöl, z.B. Erdnuß-, Soja-, Macadamianuß-, Avocado- oder Mandelöl usw.
1–2 Meßl. (2,5–5 g) Vitamin-E-Acetat

b) 50 ml dest. Wasser

c) 2 Meßl. (5,5 g) D-Panthenol 75
20 Tr. Meristem-Extrakt
evtl. 11 Tr. Paraben K
evtl. einige Tr. Parfüm

Die Zutaten unter a) geben Sie in der angegebenen Reihenfolge in den Meßbecher und rühren die Fettphase gut durch. Dann geben Sie das destillierte Wasser darauf und mixen mit einem Batterie-Mini-Mixer oder mit einem Rührstab alles gut durch. Besonders bequem geht es in einem Glas mit Schraubverschluß, dann brauchen Sie nur zu schütteln. Mit Fluidlecithin Cm erhalten Sie eine Creme, mit Fluidlecithin Super eher eine Milch.
Zum Schluß geben Sie dann noch die unter c) angegebenen Wirkstoffe hinzu.
Mit 8 ml S.F.-Vormischung in der Rezeptur erreichen Sie einen Sonnenschutzfaktor von etwa 8, mit 12 ml einen, der mindestens bis 12 reicht.
Parfümieren Sie wirklich nur, wenn Sie ganz sicher sind, daß Sie das Parfüm vertragen. Vermeiden Sie jedoch Parfüms oder ätherische Öle, die Bergamotte enthalten, das sensibilisiert die

Haut gegen das Licht, und Sie bekommen dann trotz allen Schutzes den Sonnenbrand vielleicht doch noch.

Sonnenschutzcreme mit Breitbandwirkung und einem Sonnenschutzfaktor von mindestens 15

Die Sonnenschutzwirkung des obigen Rezeptes können Sie wesentlich erhöhen, wenn Sie 3 g SoFiTix, unsere Breitbandfilter-Substanz, zufügen.
SoFiTix muß allerdings zuerst gründlich in der Fettphase verquirlt werden, und zwar garantiert knötchenfrei. Erst danach wird das Wasser zugegeben. Die Creme wird mit SoFiTix etwas fester, läßt sich aber trotzdem noch gut verteilen. Lassen Sie sich nicht dadurch abschrecken, daß sie etwas weißt, dies ist ein Anzeichen dafür, daß sie einen guten Sonnenschutz bietet. Sie ist immer noch besser als Zinksalbe, und Sie werden immerhin noch etwas braun. Diese Creme ist besonders geeignet für empfindliche Stellen, wie die Kopfhaut, wenn die Haare fehlen, oder die Nase oder die Haut auf den Füßen.
All diese Rezepturen sind sehr schnell angerührt und können durchaus alle 2–3 Tage neu hergestellt werden. Deshalb brauchen Sie sie nicht zu konservieren. Wenn Sie dies trotzdem wollen, dann empfehlen wir Ihnen pro 10 ml Creme 1 Tropfen Paraben K mit einzurühren.
Nehmen Sie bei unkonservierten Cremes nur so viel mit an den Strand, wie Sie an einem Tag verbrauchen.
Mit Konservierung hält sich Ihre Milch oder Creme wesentlich länger, aber stellen Sie sie nicht in den Kühlschrank, sonst kristallisiert möglicherweise das

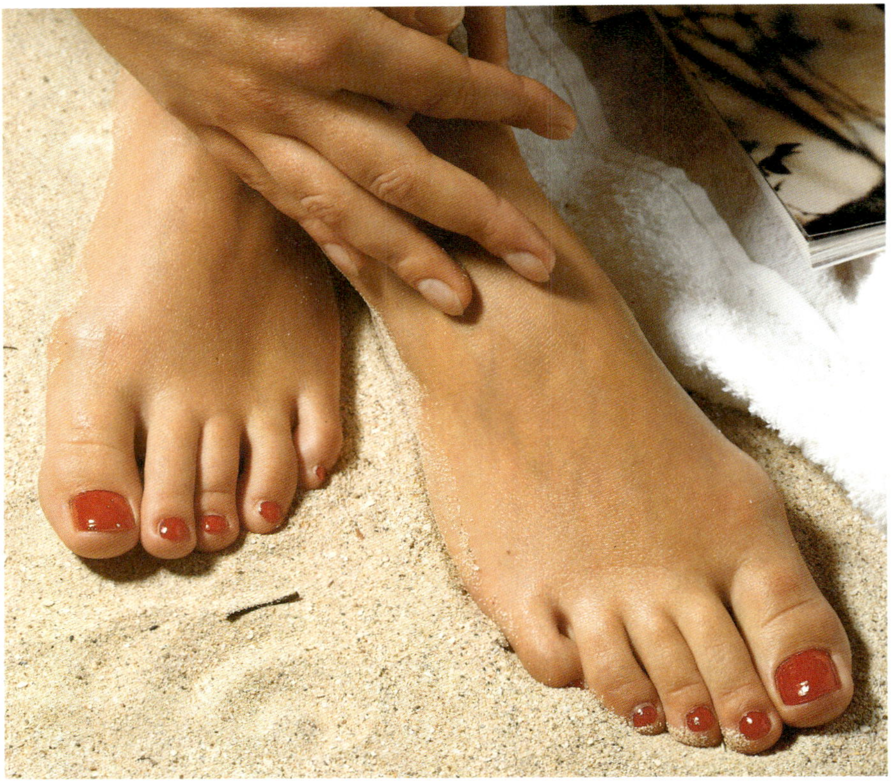

Abb. 68: Sonnenschutzcreme mit SoFiTix eignet sich besonders für empfindliche Hautstellen, beispielsweise auf den Füßen.

SoFiO Super schneller aus. Nach 1–2 Wochen kann der Sonnenschutz etwas nachlassen, weil das SoFiO Super nicht mehr vollständig gelöst ist. Sie können die Emulsion dann immer noch verwenden, müssen aber berücksichtigen, daß sie nicht mehr ganz so gut vor der Sonne schützt.
Wir haben die Erfahrung gemacht, daß eine mit SoFiO Super angerührte Creme selbst bei höchstem Sonnenschutzfaktor extrem gut bräunt, die Bräune wird jedenfalls wesentlich nachhaltiger. Voraussetzung ist, daß Sie sich stets sorgfältig eincremen, nicht nur am Anfang Ihres Urlaubs. Auch wenn die Haut schon einen bräunenden Eigenschutz gebildet hat, kann sie immer noch durch UV-Strahlen geschädigt werden.
Auch diese Sonnenschutzcreme ist nur bedingt wasserfest.

Natürlich können Sie auch eine klassische Sonnenmilch warmgerührt herstellen:

Sonnenmilch mit SoFiO Super Sonnenschutzfaktor 10

a) 30 g S.F.-Vormischung
15 g Lamecreme
10 g Fluidlecithin Cm
30 g Soja- oder Erdnußöl
10–15 g Vitamin-E-Acetat

b) 160 g dest. Wasser

c) 2 Meßl. (5–6 g) D-Panthenol 75
1/2 Meßl. Meristem-Extrakt
evtl. 28 Tr. Paraben K
evtl. 12–20 Tr. Parfüm

Diese Sonnenmilchmenge reicht aus, um etwa 2 Personen ein langes Wochenende vor der Sonne zu schützen. Wenn Sie die S.F.-Mischung noch nicht hergestellt haben, dann müssen Sie diese zuerst zubereiten. Weil es ausnahmsweise so viel ist, können Sie das speziell für dieses Rezept einzeln machen: Nehmen Sie dazu 12 g SoFiO Super und vermengen Sie es mit 18 g Sonöl. Anschließend können Sie sofort die 15 g Lamecreme hineingeben. Die Wärmekapazität der S.F.-Mischung reicht aus, um die wachsartigen Perlen aufzulösen. Anschließend geben Sie Fluidlecithin und Sojaöl hinzu und dann das Vitamin-E-Acetat. Wenn die Fettphase jetzt noch flüssig ist, können Sie unmittelbar die 160 g erhitztes destilliertes Wasser zufügen und die Zutaten zu einer Emulsion rühren oder schütteln. Nach Abkühlung auf Handwärme geben Sie die Wirkstoffe c) hinein.

Auch diese Sonnenmilch ist zum alsbaldigen Verbrauch bestimmt, d.h. unkonserviert innerhalb der nächsten 2 Tage und konserviert innerhalb von 14 Tagen.
Gerade Sonnenschutzpräparate sollten Sie nicht in Cremetöpfchen, sondern möglichst in Plastikfläschchen oder Spender abfüllen, damit keine zusätzlichen Keime hineingeraten.

Sonnenschutzmilch mit SoFiO Super, relativ wasserbeständig Sonnenschutzfaktor 12–14

Das Rezept ergibt etwa 250 ml Sonnenschutzmilch:

a) 25 g S.F.-Vormischung
3 g Emulsan
5 g Lamecreme
15 g Fluidlecithin Super oder Fluidlecithin Cm
40 g Jojobaöl
12 g Vitamin-E-Acetat

b) 150 g dest. Wasser
10 g SoFiW 50 %

c) 2 Meßl. (5–6 g) D-Panthenol 75
1 knapper Meßl. (2 g) Meristem-Extrakt
evtl. 30 Tr. Paraben K
evtl. 30 Tr. Parfüm

Schmelzen Sie zuerst die bereits vorher angerührte S.F.-Vormischung vollständig auf, und fügen Sie dann Emulsan und Lamecreme hinein. Anschließend geben Sie Fluidlecithin und Jojobaöl dazu und dann das Vitamin-E-Acetat.
In die Fettphase (a) kommt dann die Wasserphase (b). Nach Abkühlung auf Handwärme geben Sie die Wirkstoffe c) hinein.
Zur Haltbarkeit und zum Abfüllen siehe voriges Rezept.

Sunblocker-Ölgel

Dieser Sunblocker ist weitgehend wasserbeständig, denn es handelt sich um ein Öl ohne Emulgator. Es ist vor allen Dingen gedacht, um am Strand spielende Kinder vor zu hoher Sonneneinwirkung zu schützen. Wenn Sie es als Erwachsener anwenden wollen, bedenken Sie, daß Sie damit nicht braun werden. Es ist besonders für empfindliche Stellen oder dann zu empfehlen, wenn Sie schon einen leichten Sonnenbrand haben. Auch wenn Sie Wassersport betreiben, kann es gute Dienste leisten. Das Rezept ist ganz einfach und braucht nur in einem Durchgang erhitzt zu werden. Nehmen Sie

100 g Jojobaöl
10 g Ceralan
1 Meßl. (2 g) Vitamin-E-Acetat
5–8 g SoFiTix

Öl und Ceralan werden im feuerfesten Becherglas erhitzt. Sobald sie geschmolzen sind, sollten sie vom Feuer genommen werden. Bei ca. 60 °C fügen Sie das Vitamin-E-Acetat hinzu und anschließend dann das SoFiTix. Die feinen Partikel müssen besonders gleichmäßig im Öl verteilt werden und dürfen nicht klumpen, sonst weißen sie beim Auftragen auf der Haut. Am besten rühren Sie mit dem Mini-Quirl, mit einem Rührstab ist es relativ mühselig. Wenn Sie das teure Jojobaöl scheuen,

können Sie durchaus auch andere Pflanzenöle wie Soja-, Erdnuß- oder Sonnenblumenöl, Mandelöl usw. verwenden, dann genügen allerdings 5 g Ceralan.
Dieses Ölgel ist relativ wasserbeständig auf der Haut. Erschrecken Sie nicht, wenn die Haut einen leicht weißen Schimmer bekommt. Dies ist ein Zeichen, daß der Sonnenschutz garantiert gewährleistet ist. Weil das Ölgel kein Wasser enthält, braucht es auch keine Konservierung und hat trotzdem eine Haltbarkeit von mindestens einem halben Jahr (bei Raumtemperatur). Wenn Sie wollen, können Sie den Vitamin-E-Zusatz sogar noch auf 5 g erhöhen.
Wenn Sie ein wasserbeständiges Ölgel wünschen und gleichzeitig auch noch braun werden wollen, dann empfehlen wir Ihnen das nachfolgende Rezept:

Sonnenschutz-Ölgel Sonnenschutzfaktor 8

90 g Erdnußöl
10 g S.F.-Vormischung
10 g Ceralan
2 1/2 Meßl. (5 g) Vitamin-E-Acetat

Herstellung wie Sunblocker-Ölgel.
Dieses Ölgel ist besonders für trockene Haut geeignet. Es braucht ebenfalls keine Konservierung. Achten Sie allerdings darauf, daß nach 2–3 Wochen die UV-Filterwirkung nachlassen kann, da das SoFiO Super auskristallisieren kann. Das Gel kann dann zwar weiterhin noch verwendet werden, nur der Sonnenschutzfaktor sinkt etwas ab, und zwar nach 2 oder 3 Monaten etwa um die Hälfte. Das Ölgel kann auch wie eine Pomade verwendet werden und schützt dann die Haare ausgezeichnet.
Das Ölgel wird relativ fest. Die Konsistenz ist auf Sommerhitze berechnet.

Weitere Sonnenschutz-Pflegeprodukte

Sunblocker-Lippenpflegestift

15 g Jojobaöl
6 g Bienenwachs
1 g Fluidlecithin Cm
1 Meßl. Vitamin-E-Acetat
1,3 g (5 geh. Meßl.) SoFiTix

Alle Zutaten im feuerfesten Becherglas schmelzen, dann erst SoFiTix unterrühren. Sollte die Masse vor dem Gießen zu fest werden, kann sie wieder geschmolzen werden. Die noch flüssige Masse sofort in Pflegestifthülsen gießen und abkühlen lassen.
Für einen Stift brauchen Sie etwa 5–6 g Fettmasse. Dieser Lippenstift wirkt auf den Lippen fast transparent, er enthält 6% SoFiTix. Mit mehr SoFiTix wird er weißlicher, bietet aber dafür noch mehr Schutz.
Ein farbiger Lippenstift entsteht, wenn man in 5g geschmolzene Fettmasse 1/2 Meßlöffel Perlglanzpigment, z.B. Himbeerperl oder Kupfer, mischt und dann in die Pflegestifthülse gießt. Bei der angegebenen Rezeptur handelt es sich aber nur um einen Pflegestift. Rezepte für richtige Lippenstifte mit entsprechender Menge an Farbpigmenten finden Sie im Hobbythekbuch „Schminken, pflegen, schönes Haar".

Ölfreies UV-B-Schutzgel Sonnenschutzfaktor 5–6

Dieses ist geeignet für Menschen, die herkömmliche Sonnenschutzmittel scheuen. Man kann damit sogar die Haare vor UV-Strahlen schützen.

15 g Kosmetisches Haarwasser D 95%
1–1 1/2 Meßl. Alginat-HT
5 g SoFiW 50%
evtl. 1/2 Meßl. D-Panthenol 75
85 g dest. Wasser

Das Alginat wird zunächst mit dem Kosmetischen Haarwasser gleichmäßig vermischt, geben Sie es am besten in ein Schraubglas. Anschließend fügen Sie SoFiW 50% und D-Panthenol hinzu. Zum Schluß gießen Sie das destillierte Wasser darauf und schütteln kräftig. Dieses Gel hat eine sehr angenehme Konsistenz und hinterläßt keine Rückstände auf der Haut oder auf dem Haar. Es ist ideal für alle, die sich normalerweise ungern eincremen und kein Fett auf der Haut mögen.
Füllen Sie das Gel in eine Flasche oder einen Spender ab. Es dickt noch einen Tag nach. Ein Schutzgel mit Rückfettung erhält man, indem man zu dem Kosmetischen Haarwasser 4–8 g Fluidlecithin Super hinzugibt. Dann genügt aber 1 Meßl. Alginat. Das Gel zwischendurch eventuell noch mal schütteln. Durch das Lecithin wirkt es zunächst etwas schleimig, aber nach einigen Stunden ist das Alginat vollständig gequollen und die Konsistenz gut.

Pflege- und Schutzcreme für die Sonnenbankbestrahlung

Es ist bekannt, daß man zwar äußerst selten auf der Sonnenbank einen Sonnenbrand bekommt, aber die Haut wird doch sehr strapaziert, vor allen Dingen kann vorzeitige Alterung die Folge sein. Deshalb sollten Sie Ihre Haut unbedingt schützen, insbesondere das Gesicht, den Hals und das Dekolleté.

Fettphase:

10 g	Tegomuls
10 g	Lamecreme
2 g	Fluidlecithin Super
70 g	Erdnuß- oder Jojobaöl

Fertige Creme: (70 g)

a) 20 g Fettphase
   2 Meßl. (4 g) Vitamin-E-Acetat

b) 45 g dest. Wasser

c) 2 Meßl. D-Panthenol 75
   9 Tr. (0,5 g) Meristem-Extrakt
   evtl. 8 Tr. Paraben
   evtl. 3–4 Tr. Parfüm

Schmelzen Sie die Fettphase ganz leicht auf (max. 30–40 °C) und rühren Sie dann das Vitamin-E-Acetat darunter. Am besten machen Sie das alles im Schraubglas, denn dann können Sie die 45 g destilliertes Wasser (b) in kochendem Zustand darübergießen und brauchen anschließend das Ganze nur kräftig zu schütteln. Lassen Sie es entweder zum Abkühlen stehen, oder tauchen Sie das Glas von Zeit zu Zeit in kaltes Wasser. Wenn Handwärme erreicht ist, fügen Sie D-Panthenol, Meristem-Extrakt und Konservierung sowie, wenn Sie nicht allergieanfällig sind, das Parfüm hinzu. Nochmals kräftig schütteln, und fertig ist eine Pflege- und Schutzcreme der Spitzenklasse.

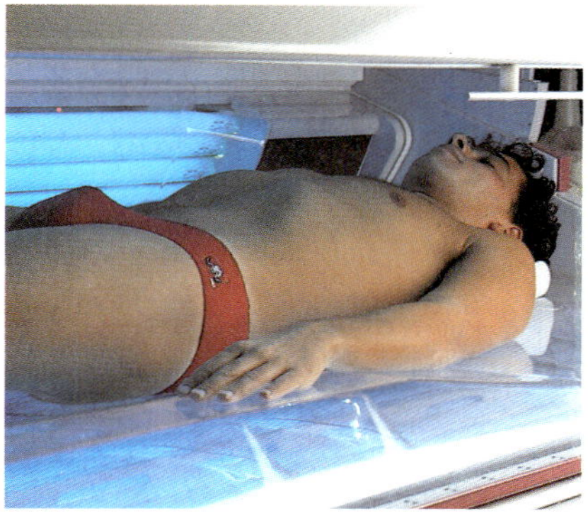

Abb. 69: Auch auf der Sonnenbank sollten Sie Ihre Haut mit einer speziellen Pflegelotion schützen.

Ein ähnliches Rezept können Sie auch zu einer Bodylotion umfunktionieren:

Vitaminreiche Bodylotion für trockene Haut

Fettphase:

10 g	Tegomuls
10 g	Lamecreme
2–3 g (1 Meßl.)	Fluidlecithin Super
70 g	Macadamianußöl

Fertige Creme:

a) 20 g Fettphase
   2 Meßl. (4 g) Vitamin-E-Acetat

b) 70 g destilliertes Wasser

c) 1–2 Meßl. (3–6 g) D-Panthenol 75
   9 Tr. (0,5 g) Meristem-Extrakt
   evtl. 10 Tr. Paraben K
   evtl. Parfümierung

Herstellung wie beim vorigen Rezept.

Ölgel mit 20% Vitamin-E-Acetat

Für trockene Haut bietet sich diese Ölmischung an. Sie bringt eine hervorragende Schutzwirkung gegen freie Radikale, speziell bei UV-Bestrahlung, z.B. auf der Sonnenbank, aber auch draußen in der Sonne, wenn Sie auf UV-Filter verzichten wollen. Das Ölgel schützt auch bei Wind und Wetter die Haut vor dem Austrocknen. Nehmen Sie

30 g	Jojobaöl
7 g	Ceralan
10–12 g	Vitamin-E-Acetat

Jojobaöl und Ceralan im feuerfesten Becherglas vorsichtig erwärmen, bis das Ceralan vollständig aufgeschmolzen ist (Schmelzpunkt liegt bei 63–65 °C). Dann lassen Sie es etwas ab-kühlen, und bei ca. 40 °C rühren Sie das Vitamin-E-Acetat ein. Füllen Sie das Ganze in ein Gläschen ab, und lassen Sie es bei Zimmertemperatur erkalten. Da dieses Ölgel kein Wasser enthält, ist es sehr lange auch ohne Konservierung haltbar. Um das Vitamin-E-Acetat zu schonen, ist eine Aufbewahrung im Kühlschrank empfehlenswert. Vor Anwendung des Ölgels können Sie als Ergänzung ein Liposomen-Gel auftragen (*vgl. Seite 42ff.*).

Aftersun-Produkte

Während des Sonnenbadens verringert sich die Talgproduktion der Haut, die Haut ist u.a. auch leicht gerötet und irritiert. Da ist eine besondere Pflege mit Aftersun-Mitteln besonders wichtig. Nach dem Duschen geben sie Feuchtigkeit und beruhigen die Haut. Hier einige Rezepte für die Aftersun-Pflege.

Aftersun-Creme für normale Haut

Fettphase:

20 g	Tegomuls
5 g	Kakaobutter
5 g	Sheabutter
60 g	Mandel- o. Macadamianußöl

Fertige Creme (60 g):

a) 20 g Fettphase

b) 35 g dest. Wasser
1 kleine Msp. Allantoin

c) 1/2 Meßl. (1,5 g) D-Panthenol 75
1/2 Meßl. (1 g) Vitamin-A-Palmitat-Öl HT und/oder
0,5 g (14 Tr.) Bisabolol
evtl. 1 Meßl. natives Kollagen HT
evtl. 6 Tr. Paraben K
evtl. 3 Tr. Parfüm oder
3–5 Tr. ätherisches Lavendelöl

Die Fettphase ganz leicht erwärmen, bis sie pastös wird. Allantoin im heißen Wasser lösen und auf die Fettphase gießen. Im Schraubglas schütteln. Wenn die Creme auf Handwärme abgekühlt ist, die Wirkstoffe c) unterrühren. Wegen des Vitamin A sollte die Creme lichtgeschützt aufbewahrt werden.

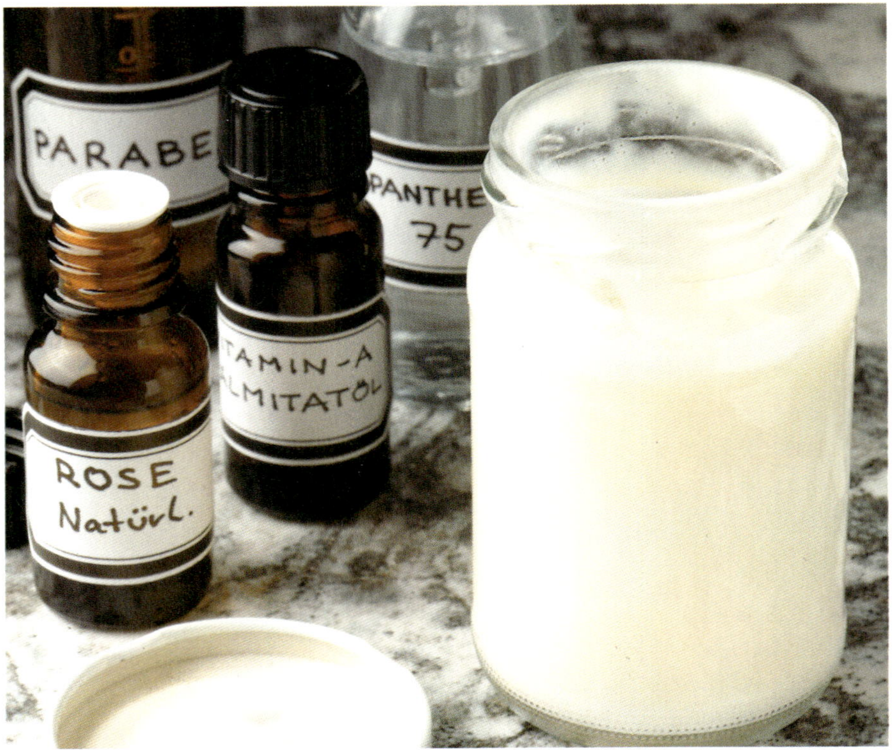

Abb. 70: Hier sind Fett- und Wasserphase bereits zu einer Emulsion geschüttelt. Bei Handwärme werden dann die Wirkstoffe zugegeben. Das Ergebnis ist eine pflegende Aftersun-Creme.

Aftersun-Lotion für normale Haut

Nehmen Sie die gleiche Fettphase und die gleichen Wirkstoffe wie bei der Creme, allerdings kommt hier noch etwas Fluidlecithin und mehr Wasser hinzu.

a) 20 g Fettphase (wie bei vorigem Rezept)
1/2 Meßl. (1,5 g) Fluidlecithin Super oder Cm

b) 55 g dest. Wasser
1/4 Meßl. (0,3 g) Allantoin

c) wie bei vorigem Rezept

Herstellung wie im vorigen Rezept. Allerdings sollte die Fettphase etwas mehr aufgeschmolzen sein, ca.

40–50 °C, damit das Fluidlecithin besser untergerührt werden kann. Dafür braucht das Wasser nicht unbedingt kochend heiß zu sein.

Aftersun-Creme für trockene, empfindliche Haut

Fettphase:

20 g	Lamecreme
3 g	Bienenwachs oder Ceralan
2 g	Fluidlecithin Super
60 g	Avocado- oder Macadamianußöl

Fertige Creme (ca. 50 g):

a) 15 g Fettphase
1 Meßl. (2 g) Vitamin-E-Acetat

b) 30 g dest. Wasser

c) ½ Meßl. (1,5 g) D-Panthenol 75
9 Tr. (0,5 g) Meristem-Extrakt
½ Meßl. (1 g) Vitamin-A-Palmitat-Öl HT
evtl. 1 Msp. Hyaluron HT in
1 Meßl. dest. Wasser
evtl. 6 Tr. Paraben K
evtl. 5 Tr. Parfüm oder Lavendelöl

Die Fettphase leicht erhitzen, damit das Vitamin-E-Acetat untergerührt werden kann. Dann destilliertes Wasser darübergießen, im Schraubglas schütteln und auf Handwärme abkühlen lassen. Dies läßt sich im Wasserbad beschleunigen. Dann die Wirkstoffe nacheinander zufügen. Hyaluron HT sollte vorher in ein paar Tropfen Kosmetischem Haarwasser oder Weingeist aufgelöst werden, dann verteilt es sich gleichmäßiger und knötchenfrei in der Creme.
Nach diesem Rezept läßt sich auch eine Milch herstellen, und zwar wenn Sie die 15 g der obigen Fettphase mit 50–60 g destilliertem Wasser mischen. Die Menge der Wirkstoffe bleibt gleich, nur das Konservierungsmittel muß auf 9 Tropfen Paraben K erhöht werden.

Aftersun-Milch für normale bis fettige Haut

Das ist eine gehaltvolle Milch, die sich samtweich anfühlt und sich angenehm verteilen läßt. Der Meristem-Extrakt gibt ihr eine hellbeige Tönung. Sollten Sie nicht alle Wirkstoffe zur Verfügung haben, können Sie auch einen davon weglassen.

Fettphase:

20 g	Lamecreme
5 g	Fluidlecithin Cm
70 g	Mandel-, Erdnuß- oder Macadamianußöl

Fertige Milch (130 g):

a) 30 g Fettphase

b) 100 g dest. Wasser

c) 1 knapper Meßl. (2 g) Aloe-vera-10fach-Konzentrat oder
1 Messersp. Aloe-vera-Pulver
1 knapper Meßl. (2 g) D-Panthenol 75
12 Tr. (0,6 g) Meristem-Extrakt
evtl. 14 Tr. Paraben K
evtl. 5–10 Tr. Parfüm

Die kalte Fettphase in ein Schraubglas geben, kochendes destilliertes Wasser hineingießen, kräftig schütteln und abkühlen lassen, ggf. beschleunigt durch Eintauchen in kaltes Wasser. Bei Handwärme die Wirkstoffe c) zugeben und weiter schütteln.
Füllen Sie die Milch in eine Plastikflasche oder einen Spender. Diese Milch kann auch als Feuchtigkeitslotion und bei unreiner Haut verwendet werden.
Nach dem gleichen Rezept läßt sich auch eine Creme herstellen, dann nimmt man anstelle von 100 g destilliertem Wasser nur 40 g, die Wirkstoffe in gleicher Menge wie bei der Milch. Das Konservierungsmittel kann auf 6–7 Tropfen Paraben K reduziert werden.

Spezial-Aftersun-Lotion Zur Behandlung von leichtem Sonnenbrand

Das ist eine wässerige Wirkstofflösung, die eine besonders lindernde und heilende Wirkung hat. Nehmen Sie

40 g dest. Wasser
10 g Aloe-vera-10fach-Konzentrat oder
1 gestr. Meßl. Aloe-vera-Pulver
1 Meßl. (3 g) D-Panthenol 75
18 Tr. (1 g) Meristem-Extrakt
1 kleine Msp. (0,1 g) Allantoin
evtl. 3 Meßl. (7,5 g) Kosmetisches Haarwasser D 95%
oder 5 Tr. Paraben K

Das Kosmetische Haarwasser bringt eine natürliche Konservierung und kühlt gleichzeitig die Haut. Bei stärkerem Sonnenbrand sollte man allerdings besser darauf verzichten und ggf. auf den Konservierungsstoff Paraben zurückgreifen. Sie können aber auf die Konservierung auch völlig verzichten, dann müssen Sie die Lotion im Kühlschrank aufbewahren. Da hält sie sich in einer kleinen Spenderflasche oder einem Sprühflakon mindestens 4 Wochen. Die Lotion können Sie auch bei unreiner Haut anwenden.

Insektenabweisende Mittel

Als ätherische Öle werden dazu das Lavendelöl und das Nelkenöl empfohlen, wobei Sie bei Nelkenöl maximal 1 Tropfen einsetzen sollten, weil es zu intensiv riecht. Wenn Sie wollen, können Sie aber auch Authan einsetzen, das ist zwar ein chemisches Mittel, ist aber am wirksamsten. Wenn Sie es auf der Haut vertragen, dann ist dagegen nichts einzuwenden. Ob nun Lavendelöl, Nelkenöl oder Authan, alle diese Substanzen können Sie ohne Probleme auch in Ihre Aftersunmilch, -creme oder -lotion einbringen. **Geben Sie dann etwa 5–10 Tropfen pro 50 g fertige Milch oder Creme hinein.** Selbstverständlich sollten Sie darauf verzichten, wenn Sie äußerst empfindliche Haut haben, die durch ätherische Öle gereizt wird, oder wenn Sie einen Sonnenbrand haben.

Gel gegen die Wirkung von Insektenstichen

15 Tr. Lavendelöl
15 Tr. LV 41
1/2 Meßl. Menthol
1 Meßl. Xanthan oder Alginat HT
25 ml Hamamelistinktur
18 Tr. Meristem-Extrakt
25 ml destilliertes Wasser
evtl. 1/2 Meßl. D-Panthenol 75

Vermischen Sie zunächst das Lavendelöl mit LV 41, dann Menthol und Xanthan unterrühren und danach erst die Tinktur zugeben.
Achten Sie darauf, daß das Xanthan sich knötchenfrei auflöst, und geben Sie erst dann das destillierte Wasser und den Meristem-Extrakt hinzu. Tragen Sie dieses Gel bei Kindern nicht im Gesicht auf. Jeweils ein kleiner Tropfen auf den Stich genügt.

Als letztes noch ein paar Rezepte für besonders angenehme

Badeöle

Sie enthalten zum einen Wirkstoffe, aber zusätzlich hautpflegende bzw. rückfettende Pflanzenöle. Sie sind deshalb in besonderem Maße für trokkene Haut geeignet.
Als Pflanzenöle können Sie alle fetten Öle verwenden wie Avocado-, Mandel-, Erdnuß-, Sesam-, Jojoba-, Oliven-, Sonnenblumenöl usw. Alle diese Öle sind relativ stabil und werden innerhalb von etwa 2–3 Monaten auf keinen Fall ranzig. Wenn Sie das Öl länger aufheben wollen, geben Sie unser *Antiranz* hinzu. Mischen Sie diese Substanzen gleich nach dem Kauf des Öls hinein, damit es gar nicht erst anfangen kann, ranzig zu werden.
Auf 25 ml kommt jeweils 1 Tropfen Antiranz. Das gilt für alle Öle, mit Ausnahme von Jojobaöl, das ein flüssiges Wachs ist und deshalb nicht ranzig werden kann.
Damit die Ölmischung sich ähnlich wie die Essenz gleichmäßig im Wasser verteilt, braucht man einen Emulgator. Wir empfehlen unseren flüssigen Emulgator *Fluidlecithin BE* (*vgl. Seite 22*). In unsere Badeöle kommen davon etwa 8–10 % hinein, weil es ja noch sehr stark mit Badewasser verdünnt wird. Sie erkennen die Emulsionsbildung daran, daß das Wasser milchig wird, wenn Sie das Badeöl hineingießen.

Grundrezept Badeöl

Auf 85 ml Pflanzenöl kommen
10–15 ml ätherisches Öl und
10 ml Fluidlecithin BE

Die Zutaten werden miteinander verrührt – und fertig ist das Badeöl.
Sie können alle ätherischen Öle verwenden (siehe Hobbythek-Buch „Gesundheit mit Kräutern und Essenzen").
Sie brauchen für Badeöle keine Konservierungsmittel, denn Öl ohne Wasser hält sich lange Zeit. Außerdem haben viele ätherische Öle in der hohen Konzentration eine keimhemmende Wirkung.
Hier einige Rezeptbeispiele, die Sie natürlich beliebig variieren können.

Erkältungsbad

85 ml	Pflanzenöl
2,5 ml	Pfefferminzöl
2,5 ml	Eukalyptusöl
2,5 ml	Latschenkieferöl
2,5 ml	Thymianöl
2,5 ml	Rosmarinöl
10 ml	Fluidlecithin BE

100 ml Badeöl reichen für 2–4 Vollbäder aus. Mit diesem Öl möglichst heiß baden, etwa 38–40 °C und anschließend sofort ins Bett legen.

Rheumabad

85 ml	Pflanzenöl
2,5 ml	Wacholderbeeröl
2,5 ml	Eukalyptusöl
2,5 ml	Rosmarinöl
2,5 ml	Salbeiöl
10 ml	Fluidlecithin BE

Dieses Bad wirkt durchblutungsfördernd und lindernd vor allem bei Gelenk- und Muskelschmerzen. Salbeiöl bei Schwangerschaft nicht anwenden. Bei akuter Gelenkentzündung sollten Sie zum Arzt gehen; denn dabei kann Wärmebehandlung genau falsch sein.

Beruhigungsbad

85 ml Pflanzenöl
7,5 ml Lavendelöl
7,5 ml Melissenöl
evtl. 1–2 ml Baldrianöl
2,5 ml Anis- oder Fenchelöl
10 ml Fluidlecithin BE

Wirkt entspannend und beruhigend. Bleiben Sie mindestens 15–20 Minuten in der Wanne liegen und denken nur an schöne Dinge.

Bad gegen Erschöpfung

85 ml Pflanzenöl
1 Msp. Kampfer
5 ml Rosmarinöl
2,5 ml Latschenkieferöl
2,5 ml Eukalyptusöl
2,5 ml Geranium- oder Zedernholzöl
10 ml Fludilecithin BE

Geranium- oder Zedernholzöl sind reine Duftkomponenten. Auch hier können Sie natürlich beliebig variieren.

Zum Schluß ein
blumiges Badevergnügen

85 ml	Pflanzenöl
1 ml	Anisöl
1 ml	Latschenkieferöl
1 ml	Rosmarinöl
2 ml	Geraniumöl
2 ml	Bergamotteöl
2 ml	Orangenblütenöl
2 ml	Rosenöl (künstlich)
10 ml	Fluidlecithin BE

Bergamotteöl nicht verwenden, wenn Sie danach ein Sonnenbad nehmen wollen.

Register

Bezugsquellen

* Fa. SPINNRAD-ZENTRALE, 4650 Gelsenkirchen, Am Luftschacht 3 a, Tel. 0209/1700011, Tx. 824726 natur d, Fax. 0209/17000–40. SPINNRAD-AUSLIEFERUNGSLÄDEN: 1000 Berlin 33, Uhlandstraße 43/44, Tel. 030/8814848; 1000 Berlin 41, Rheinstr. 10, Tel. 030/8592072; 2000 Hamburg 13, Grindelallee 42, Tel. 040/4106096; 2394 Satrup, Glücksburger Straße 11, Tel. 04633/1021; 2800 Bremen, Ostertorsteinweg 90, Tel. 0421/705268; 2900 Oldenburg, Gaststr. 26, Tel. 0441/25493; 3000 Hannover, Steintorstr. 9, Tel. 0511/329093; 3008 Garbsen, Havelser Str. 10 (REALKAUF), Tel. 05131/95769; 3070 Nienburg, Weserstr. 17, Tel. 05021/12825; 3300 Braunschweig, Vor der Burg 8, Tel. 0531/42032; 3400 Göttingen, Gronerstr. 1, Tel. 0551/44700; 3500 Kassel, Hedwigstr./Karstadthaus, Tel. 0561/7895415; 4000 Düsseldorf, Königsallee 92 a, Tel. 0211/133306; 4050 Mönchengladbach, Hindenburgstr. 249, Tel. 02161/21308; 4100 Duisburg, Averdunk-Center/Königstr., Tel. 0203/339135; 4130 Moers, Neumarkt-Eck am Rathaus, Tel. 02841/23771; 4150 Krefeld, Hansa-Center 32, Tel. 02151/396245; 4200 Oberhausen, Bero-Zentrum 84 a, Tel. 0208/27065; 4220 Dinslaken, Duisburger Str. 10, Tel. 02134/54557; 4250 Bottrop, Hochstr. 11, Tel. 02041/684484; 4300 Essen, Viehoferstr. 24, Tel. 0201/239285; 4330 Mülheim, Rhein-Ruhr-Zentrum, Tel. 0208/498192; 4400 Münster, Alter Steinweg 39, Tel. 0251/42352; 4440 Rheine, Emsstr. 71, Tel. 05971/81004; 4500 Osnabrück, Domhof 7c, Tel. 0541/27875; 4600 Dortmund, Lütge Brückstr. 12, Tel. 0231/578936; 4630 Bochum, Kortumstr. 33, Tel. 0234/66123; 4650 Gelsenkirchen, Klosterstr. 13, Tel. 0209/208963; 4650 Gelsenkirchen-Buer, Hochstr. 54, Tel. 0209/398889; 4700 Hamm, Oststr. 3, Tel. 02381/20245; 4780 Lippstadt, Lippe-Galerie, Langestr., Tel. 02941/78466; 4790 Paderborn, Grube 8, Tel. 05251/22698; 4800 Bielefeld, Bahnhofstr. 37, Tel. 0521/66152; 5000 Köln, Mittelstr. 12–14/Bazaar de Cologne, Tel. 0221/232606; 5010 Bergheim 3, Graf-Otto-Str. 19, Quadrath, Tel. 02271/93032; 5100 Aachen, Rethelstr. 3, Tel. 0241/25254; 5300 Bonn, Bonngasse 15, Tel. 0228/636667; 5350 Euskirchen, Hochstr. 56, Tel. 02251/55521; 5400 Koblenz, Casinostr. 15–19, Tel. 0261/14925; 5500 Trier, Neue Str. 66, Tel. 0651/48241; 5600 Wuppertal-Elberfeld, City-Center, Tel. 0202/441281; 5800 Hagen, Elberfelder Str. 64, Tel. 02331/17438; 5860 Iserlohn, Marktpassage, Tel. 02371/23296; 5880 Lüdenscheid, Ringmauerstr. 5, Tel. 02351/3510; 5900 Siegen, Marburger Str. 34, Tel. 0271/54540; 6000 Frankfurt, Hauptwache/Allianzpassage, Tel. 069/291481; 6100 Darmstadt, Wilhelminenpassage, Tel. 06151/22078; 6200 Wiesbaden, Mauritius-Galerie, Tel. 06121/378166; 6300 Gießen, Kaplanspassage 4, Tel. 0641/38848; 6380 Bad Homburg, Rathausstr. 3, Tel. 06172/22224; 6500 Mainz-Altstadt, Kirschgarten 4, Tel. 06131/228141; 6544 Kirchberg, Hauptstr. 55, Tel. 06763/2811; 6600 Saarbrükken, Dudweilerstr. 12, Tel. 0681/3908994; 6740 Landau, Ostbahnstr. 13, Tel. 06341/85818; 6800 Mannheim, Kurpfalz-Passage, Tel. 0621/154662; 6950 Mosbach, Entengasse 4, Tel. 06261/14020; 7000 Stuttgart, Lautenschlagerstr. 3, Tel. 0711/291469; 7032 Sindelfingen, Wurmberg/Maichingerstr., Tel. 07031/807991; 7500 Karlsruhe, Herrenstr. 23, Tel. 0721/24845; 7800 Freiburg, Grünwälderstr./Dietler-Passage, Tel. 0761/381213; 8000 München 2, Sendlingerstr./Asamhof, Tel. 089/264159; 8500 Nürnberg, Karolinenstr., Tel. 0911/232533; 8520 Erlangen, Obere Karlstr. 23, Tel. 09131/205883; 8700 Würzburg, Oberthürstr. 3, Tel. 0931/15608; 8750 Elsenfeld, Marienstr. 21, Tel. 06022/7834; 8900 Augsburg, Maximilianstr./Ulrichsplatz 8–10, Tel. 0821/155482; CH-8001 Zürich, Obere Dorfstr. 8, Tel. 0041/1/2612010; CH-8887 Mels, Sarganser Str. 48, Tel. 0041/85/27070; B-1980 Tervuren, Spinnrad Benelux, Hofkenstraat 2, Tel. 0032/02/7679785; NL-3438 EV Nieüwegien, Symfonielaan 16, 0031/3402-51478.

* Fa. COLIMEX-ZENTRALE, 5000 Köln 1, Mozartstr. 7, Tel. 0221/210413-12.

COLIMEX-AUSLIEFERUNGSLÄDEN: 2050 Hamburg-Bergedorf, Alte Holstenstr. 22, Tel. 040/7211034; 2370 Rendsburg, Jungfernstieg 6, Tel. 04331/24646; 3000 Hannover 1, Andreaestr. 2 b, Tel. 0511/324322; 5000 Köln 1, Schildergasse 84 a, Tel. 0221/238625; 4150 Krefeld, Hochstr. 62, Ecke Neumarkt, Tel. 02151/631655; 5100 Aachen, Alexianergraben 9 (City-Center), Tel. 0241/30327; 5650 Solingen 1, Am Neumarkt 27, Tel. 0212/10332; 7800 Freiburg, Schwarzwald-City, Schiffstr. 5; Tel. 0761/26954; 8750 Aschaffenburg, Ludwigstr. 17, Tel. 06021/26464; * NL-8081 LZ Elburg, Clakenweg 140, Tel. 0031/5250/3349; NL-8011 PG Zwolle, Nieuwe Markt 32, Tel. 0031/38/230184.

* KOSMETIK-BAZARE: 2300 Kiel, Eggerstedtstr., Tel. 04 31 / 9 29 23; * 2860 Osterholz-Scharmb., Kirchenstr. 19, Tel. 04791/8326; * 2970 Emden, Neutorstr. 58, Tel. 04921/24646; * 4402 Greven, Alte Münsterstr. 28, Tel. 02571/6621; * 4420 Coesfeld, Gartenstr. 5, Tel. 02541/6069; * 4440 Rheine, Matthias-Str. 5, Tel. 05971/15421; * 4708 Kamen, Märkische Str. 28, Tel. 02307/4772; * 4780 Lippstadt, Kahlenstr. 2, Tel. 02941/78466; * 4930 Detmold, Paulinenstr. 9, Tel. 05231/39614; * 4950 Minden, Martinitreppen

5, Tel. 0571 / 848 10; * 5400 Koblenz, Löhrstr. 98, Tel. 0261 / 383 10; * 5860 Iserlohn, Friedrichstr. 3, Tel. 02371 / 24260; * 6300 Gießen, Frankfurter Str. 1-5, Tel. 06 41 / 7 69 79; * 6200 Wiesbaden, Wagemannstr. 3, Tel. 0 61 21 / 37 93 70; * L-6945 Niederanven, 32 A Rue Laach, Tel. 0 03 52 / 34 84 37

ALCOSMETIC, 2876 Berne 2, Kranichstr. 2, Tel. 0 44 06 / 61 44

* BELLA DONNA, 7410 Reutlingen, Bebenhäuserhofstr. 4, Tel. 0 71 21 / 32 14 16

Bergmann Cosmetics, 3320 Salzgitter-Bleckenstedt, Hinterdorf 15, Tel. 0 53 41 / 6 03 39

* Fa. COLETTE, 2400 Lübeck, Kapitelstr. 5, Tel. 04 51 / 7 08 69

* Fa. COSMEDA, 4040 Neuss 1, Neumarkt 4, Tel. 0 21 01 / 27 72 12; * 4220 Dinslaken 1, Altmarkt 17, Tel. 0 21 34 / 1 51 78; * 4005 Meerbusch 3, Gonellastr. 13, Tel. 0 21 50 / 66 25

* CREATIV-COSMETIK Erwin Krexhammer, A-1070 Wien, Lindengasse 2, Tel. 00 43 / 222 / 93 32 05

DUFT- UND AROMA-STUDIO, 6000 Frankfurt 50, In der Römerstadt 70, Tel. 0 69 / 58 72 00

* DUFT & SCHÖNHEIT, 8000 München 2, Sendlinger Str. 55, Tel. 0 89 / 2 60 82 59

* Fa. Kräuter FISCHER, 4840 Rheda-Wiedenbrück, Markt 3, Tel. 0 52 42 / 5 59 58

FLORISTIK UND HOBBY-STUDIO Heinz Frank, 4708 Kamen-Heeren, Märkische Str. 28

* HOBBY-KOSMETIK, Christian Schillert, 4370 Marl, Lipper Weg 33, Tel. 0 23 65 / 3 75 35

* HOBBY-KOSMETIK Eleonore Filus, 8900 Augsburg, Lechhauserstr. 3, Tel. 08 21 / 15 53 46; Auslieferungsladen: 8721 Dittelbrunn, Erlenstr. 25, Tel. 0 97 21 / 4 41 90

Fa. HOLZWOLLE, 5810 Witten, Wiesenstr. 26, Tel. 0 23 02 / 2 24 44

* INATURA Kosmetik zum Selbermachen, 5620 Velbert 1, Friedrichstr. 303, Tel. 0 20 51 / 2 33 55

* Interwega Handels AG, CH-9500 Wil/SG, Zürcherstr. 65, Tel. 00 41 / 73 / 22 19 77

JANSON GmbH, 7500 Karlsruhe 1, Kaiserpassage 16, Ecke Akademiestr., Tel. 07 21 / 2 64 10

Jasmin Kosmetik zum Selbermachen, 4000 Düsseldorf 1, Friedrichstr. 7, Tel. 02 11 / 37 86 55

* JOJOBA-NATURKOSMETIK, 5900 Siegen 21, Bismarckstr. 5/Siegerlandzentrum, Tel. 02 71 / 79 02 01

McQUEEN'S NATURSHOP, 2000 Wedel, EKZ Rosengarten 6 B, Tel. 0 41 03 / 1 49 50

NATURA COSMETIC, Bernd W. Heim, 6900 Heidelberg, Redtenbacherstr. 9, Tel. 0 62 21 / 30 06 81

NATURWARENLADEN, 8723 Gerolzhofen, Weiße Turmstr. 1, Tel. 0 93 82 / 41 15

* Fa. OMIKRON, 7129 Neckarwestheim, Marktplatz 5, Tel. 0 71 33 / 1 70 81

* POTPOURRI, Ludwig Rach, 7037 Magstadt, Steinbrechstr. 2, Tel. 0 71 59 / 4 15 83

* Fa. PURA NATURA, 8500 Nürnberg 1, Johannesgasse 53-55, Tel. 09 11 / 20 95 22

* rein & fein, 8080 Fürstenfeldbruck, Münchner Str. 25, Tel. 0 81 41 / 45 48

SABINE RUF COSMETIC, 7555 Bietigheim, Rheinstr. 46, Tel. 0 72 22 / 3 53 55

Fa. Schulze, 4800 Bielefeld 1, Feilenstr. 2, Tel. 05 21 / 17 82 06

* Fa. STELLA, 7336 Uhingen, Bleichereistr. 41, Tel. 0 71 61 / 3 73 21

* Fa. STEPHAN, 5760 Arnsberg 1, Mendener Str. 14, Tel. 0 29 32 / 2 50 00;

* Fa. VON DER GATHEN, 4000 Düsseldorf 1, Schumannstr. 59, Tel. 02 11 / 66 61 23

Die mit * gekennzeichneten Firmen betreiben auch Versandhandel.

Einige Substanzen erhalten Sie auch in Reformhäusern, Drogerien, Apotheken, Bioläden und Lebensmittelläden. Vergleichen Sie die Preise!

Hinweis:

Autoren und Verlag bemühen sich, in diesem Verzeichnis nur Firmen zu nennen, die hinsichtlich der Substanzen und Preise zuverlässig und günstig sind. Trotzdem kann eine Gewährleistung von Autoren und Verlag nicht übernommen werden. Irgendwelche Formen von gesellschaftsrechtlicher Verbindung, Beteiligung und/oder Abhängigkeit zwischen Autoren und Verlag einerseits und den hier aufgeführten Firmen andererseits existieren nicht.

Genuß und Lebensqualität mit der Hobbythek

Wissen und Ideen für Sie und Ihre Umwelt

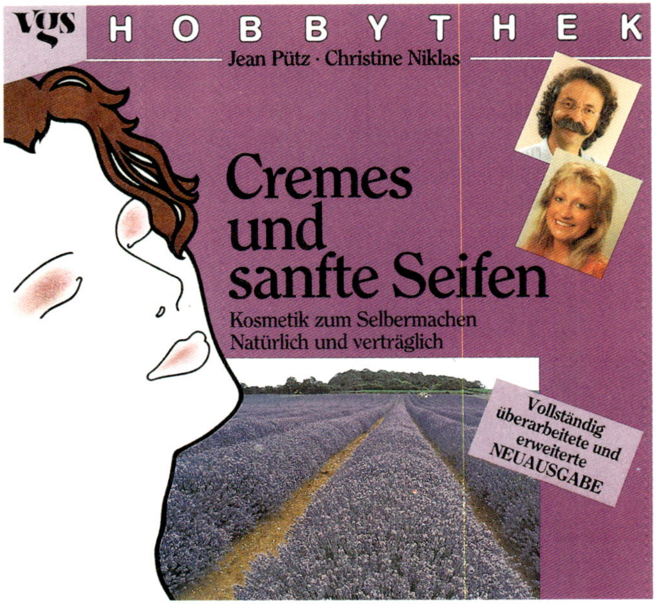

Das Erscheinen des Hobbythekbuchs CREMES UND SANFTE SEIFEN hat das Verhalten und Bewußtsein von Millionen Menschen verändert: Sie stellen sich seitdem ihre Cremes und andere Kosmetika selbst her, weil sie nur auf diese Weise entscheiden können, welche Substanzen sie an ihre Haut lassen, und weil sie so relativ preiswert kosmetische Spitzenprodukte erhalten.
Inzwischen mehrfach überarbeitet und erweitert, ist dieses Buch nach wie vor das Basiswerk für alle Bereiche der „sanften Kosmetik“ einschließlich der Haarpflege und der Sonnenkosmetik.

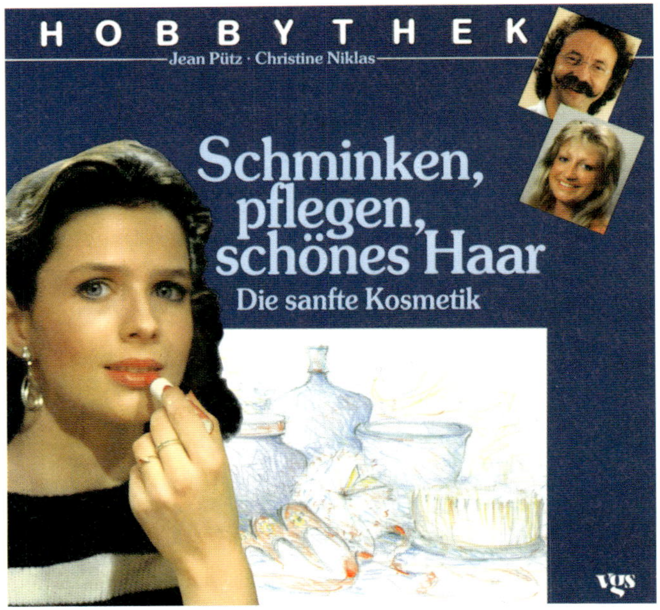

Schutz und Schönheit zugleich:
Tips zur Herstellung gesunder Kosmetika ohne Schadstoffe;
Ideen für individuelle Make-ups und Schminken, vom dezenten Make-up für den Alltag bis hin zu Theater- und Karnevalsmasken;
Haartönungen und -festiger
und vieles mehr finden Sie in diesem Hobbythekbuch.
Wie immer mit viel Hintergrundinformationen und zahlreichen Anregungen, kreativ zu werden.

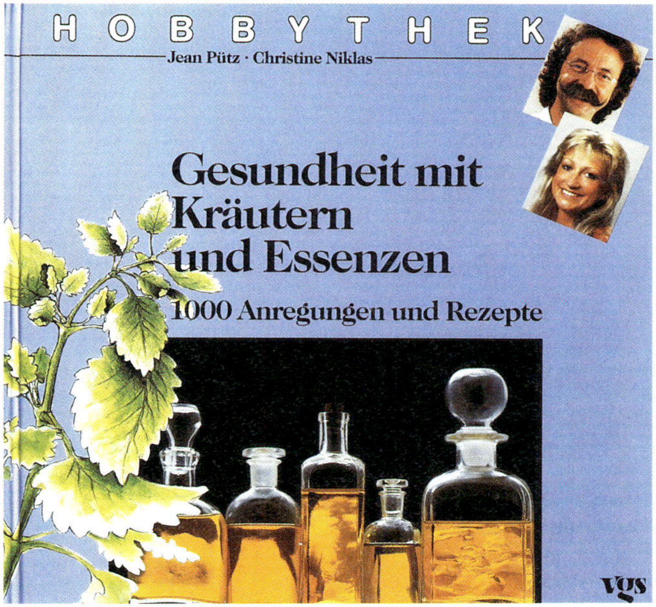

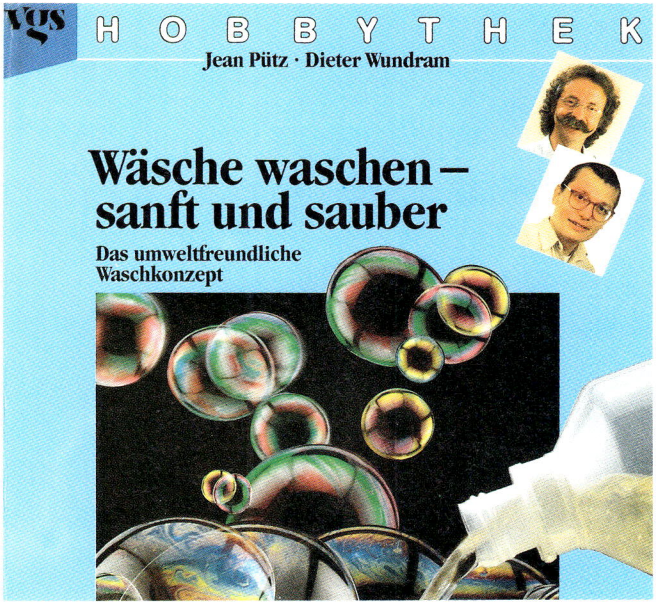

Die Gesundheit ist das wertvollste Gut des Menschen. Dieser Band zeigt Ihnen, daß die Kräuter- und Naturheilkunde eine segensreiche Alternative zu teuren und gar nicht immer harmlosen High-Chem-Medikamenten darstellen kann, wenn Essenzen, Extrakte, Tees und Öle mit Sachverstand ausgewählt und eingesetzt werden.
Diesen Sachverstand vermittelt das Buch auf verständliche Weise und unter Berücksichtigung neuester Forschungsergebnisse.

Vieles von dem, was wir mit einem normalen Waschmittel ins Abwasser bringen, ist für den Waschvorgang unnötig und belastet über die Maßen die Umwelt. Die Hobbythek stellt Ihnen darum einen Waschmittel-Baukasten vor, der es Ihnen ermöglicht, Ihre Wäsche je nach Gewebe und Verschmutzung optimal sauber zu bekommen und dennoch die Umwelt zu schonen.
Eine herausnehmbare Waschtabelle erleichtert den praktischen Umgang mit den Substanzen, deren Inhaltsstoffe und Wirkungsweisen im Buch detailliert beschrieben werden.